若返りと長寿の根本
光・丹田呼吸で超免疫体質

小島弘基［監修］
医学博士

松井和義［著］
長寿食・予防医学指導者／
実践脳科学提唱者

Satomi［協力］
丹田ボイストレーニング指導・
ボーカリスト

コスモ21

カバーデザイン◆中村　聡
本文イラスト◆和田慧子
石崎未紀（キャッツイヤー代表）

もくじ◇若返りと長寿の根本 光・丹田呼吸で超免疫体質

第2章 新型コロナウイルスに打ち勝つ免疫力強化法

第3章　短期間ですべての基礎疾患（生活習慣病）を解消し免疫力をアップ

Part Ⅱ 光・丹田呼吸で超免疫体質になる！

第1章 自然に丹田呼吸が身につく丹田発声

第2章 「丹田発声・呼吸法」でボイストレーニング

第3章

光・丹田呼吸法は究極の呼吸法

Part Ⅲ 若返りと長寿の根本

第3章 コロナ時代に準備されていた「香り精油」

第4章 ワクチンだけが新型コロナウイルス対策ではない

プロローグ　「超免疫体質」に転換する秘訣

過去100年近くで人類はいくつものパンデミックを体験

新型コロナウイルスの世界的感染大爆発（パンデミック）が約100年ぶりに全世界を震撼させています。

今から103年前は1918年で、まだ第一次世界大戦が続いていました。その年に米国アリゾナ州の米軍基地で発生し、全世界へ感染が拡大していったのがスペイン風邪です。当時、20億人近い世界人口のうち5億人が感染するほどの大パンデミックが起こりました。死者数は4000万人から1億人といわれています。

この数字にはかなり幅がありますが、当時は情報が正確には把握されていませんでした。もし最悪の死者数だったとすると、死亡率は20％にも達していたことになります。それほどスペイン風邪は猛威を振るったのです。

インフルエンザウイルスにはA型とB型、C型の3種類があります。いちばん毒性が強いのがA型で、次がB型、その次がC型となります。C型は一般の風邪程度の弱毒性で、B型は毒性が少し強く、毎年冬になると流行します。日本では、このインフルエンザで毎年冬に数千人の高齢者が肺炎を発症して亡くなっています。

スペイン風邪を引き起こしたのは、いちばん毒性が強いA型でした。しかも、当時は現在とは比べられないほど医療体制がお粗末でしたし、もちろんワクチンや治療薬もありませんでした。そのために大パンデミックが世界的に起こり、驚くほどの死者を出したのだと思われます。

もはや、人類は戦争をしているどころではなくなりました。皮肉なことにスペイン風邪が第一次世界大戦を終結させたのです。ウイルスが「戦争している場合じゃないぞ！」と警告していることに、ようやく気付いたともいえます。

新型インフルエンザウイルスによるパンデミックは、その後も続きました。1956年に中国南西部の農村部で発生し、1957年から1958年にかけてパンデミックを引き起こしたのがアジア風邪です。世界中で約110万人の死者が出ました。

その次が1968年に香港で発生した香港風邪です。世界中で約100万人の死者が出ました。最後が2009年にメキシコで発生した新型インフルエンザA型で、米国を中心に58万人の死者が出ました。

新型インフルエンザA型に遅れて登場してきたのが新型コロナウイルスです。その最初が2002年に中国で発生したSARSで、その次が2012年に出現した中東のMERSです。そして、今回の新型コロナウイルスはまだ収束する見通しが立ちません。

なぜ、新型コロナウイルスは基礎疾患のある人の脅威になるのか?

このようにわずか100年前後の間に、人類は新型インフルエンザA型や新型コロナウイルスの猛威を何度も体験してきています。どうして、こんなにも新型のウイルスが発生し、パンデミックを引き起こすのでしょうか。その理由は今後、ウイルス学の研究で明らかになってくるかもしれませんが、私はそれとはまったく違った観点からとらえています。

これまで新型のウイルスが発生し、パンデミックを引き起こした歴史や今日の新型コロナウイルスの発生と感染拡大の状況を分析していくと、ある共通点が見えてきます。それは、どのパンデミックも、人々の心に心配や不安、怖れが膨らみ、そのままではいつ爆発してもおかしくないという状況のなかで起こっているということです。しかも、その傾向がとくに強い地域で発生しています。

今回の新型コロナウイルスは２０１９年秋に中国武漢から始まり、１年半経過した現在も完全収束の見通しは立っていません。いったん収束したように見えても、変異した新型コロナウイルスが再び感染拡大し、第５波、第６波……と続いていきそうです。それは、人類がウイルスによる感染が拡大する本当の理由に気づき、意識が変わるまで続くのかもしれません。たとえ今回の新型コロナウイルスが収束しても、次の新型が登場してくることでしょう。

新型コロナウイルスが季節型インフルエンザウイルスと異なるのは、糖尿病、高血圧、肥満、腎臓病、肝臓病、肺疾患、ガン、心臓や脳の血管性疾患などの基礎疾患があると、重症化や死亡のリスクが高くなることです。

また、季節型インフルエンザウイルスは感染すると２～３日で発熱などの症状が出ますが、新型コロナウイルスは感染しても症状が出るまで１週間以上かかります。その間にウイルスは体内で広がるため、基礎疾患があると症状が出たときはそのまま重症化し、場合によっては死に至るリスクも高くなると考えられます。

毎年冬に流行する季節型インフルエンザも、毎年数千人の高齢者が肺炎を発症して死亡していますが、基礎疾患のことはそれほど問題視されていません。ところが新型コロナウイルスの場合は、高齢者でなくても基礎疾患があると、重症化率や死亡率が高くなります。20代の肥満の男性が死亡したケースもあります。

とくに50歳を過ぎた日本人の半数は高血圧、肥満、糖尿病、腎臓病、肝臓病、心臓や脳の血管性疾患、肺疾患、ガンなど生活習慣病による基礎疾患を持っているため、ますます新型コロナウイルスへの不安が大きくなっています。

問題は、基礎疾患があると「免疫力」が低下することにあります。とくに新型コロナウイルスの場合は、その影響が顕著です。つまり、免疫力が低いほど感染しやすく、重症化や死亡のリスクも高くなりますし、反対に免疫力が高いと感染しにくく、感染しても症状が出ないか軽く済んでしまいます。

もちろん季節型インフルエンザも免疫力がカギになりますが、新型コロナウイルスの場合は、免疫力がもっと直接的に感染率や重症化率、死亡率に影響してきます。たとえば、季節型インフルエンザウイルスには子どもでも大人と同じく感染しますし、高熱や咳などの症状も出ます。ところが、新型コロナウイルスは子どもには感染しにくく、感染しても無症状か軽症で終わることがほとんどです。それは免疫力が違うからです。一般に、子どものほうが大人よりも免疫力は強いのです。

このように、新型コロナウイルスの場合は免疫力がかなり重要な役割を果たすため、基礎疾患の有無が重要な意味を持ってくるのです。

免疫力の根っこは精神的免疫力

一般に免疫力というと肉体レベルの免疫力を考えますが、じつはその根っこにあるのは「精神的免疫力」です。たとえば、肉体的には健康そうに見えても、ネガティブな思考に陥り、心配や不安、怖れなどが心を覆っていると、新型コロナウイルスに感染しやすくなります。もちろん、基礎疾患がなければ重症化はしませんが。一方、何事にもポジティブな思考で向き合い、前向きに信念を持って生きているほど新型コロナウイルスに感染するリスクは小さくなります。

私がそのような認識を持ったのは、今回の新型コロナウイルスの感染がガンの発症と本質的に共通していることに気づいたからです。

私の専門である実践脳科学から見たとき、ガンが発症する本質的原因は「長年の精神的ストレスの連続」にあります。とくに、日々、自分の感情を押し殺して「我慢」し続けていたり、長年「不安や怖れ」を抱き続けていたりすると、精神的免疫力はまちがいなく低下していきます。それが肉体レベルの免疫力低下にもつながります。

ですから、ガンを予防する基本は、自分の感情と向き合い、前向きに感情をコントロールして精神的免疫力を高めることなのです。このことを理解しないまま、肉体的免疫力だけを高めようとしても限界があります。精神的免疫力を高めながら肉体的免疫力も一緒に高めていくのが、免疫力を本当に強化することにつながるのです。

これまでは、長年にわたる睡眠不足や働きすぎで肉体的ストレスが蓄積すると、免疫力が低下すると考えられてきました。あるいは、生活環境にあふれる化学物質や放射線、電磁波などによっても肉体的ストレスが蓄積し、免疫力が低下すると考えられてきました。しかし、そうしたストレスの根っこにある精神的ストレスが精神的免疫力を低下させ、肉体的免疫力の低下も招いていることはほとんど理解されていません。

日本人は勤勉で責任感が強い民族性を持っています。それは素晴らしいことですが、そういう性向が強すぎるために疲れを我慢し続け、精神的ストレスを蓄積させると、精神的免疫力が低下し、免疫力全体を低下させていきます。

こうしたストレスと免疫力の関係を知らないと、せっかく食生活を改善したり、医薬品、農薬、除草剤、合成食品添加物などに含まれる化学物質を避けたりしていても、本当に免疫力を高めることは期待できません。肉体的免疫力と精神的免疫力をともに高めることが必要なのです。そうしてこそ、新型コロナウイルスを克服していくことができるのです。

私たちがそのことに気づくまで新型コロナウイルスは感染拡大を続けるでしょうし、変異種だけでなく次々と新型のウイルスも発生してくるにちがいありません。

光・丹田呼吸で超免疫体質に

精神的ストレスと肉体的ストレスで免疫力が低下する。そんな状態にもっとも無縁な健康人間の代表が赤ちゃんです。ガンを発症するとか、新型コロナウイルスに感染するといったリスクはほぼありません。その対極にあるのが、精神的ストレスと肉体的ストレスを抱えて毎日を過ごす大人です。

ストレスが溜まると呼吸が浅くなり、身体は酸素不足になり、体温が低下しますが、赤ちゃんはいつも、ゆったりと深く呼吸をします。体温は37度前後です。ちょっとでも困ったことがあると「オギャーオギャー」と全身の力を込めて泣く赤ちゃんは、ストレスが溜まることはないからです。精神的免疫力と肉体的免疫力は高く、ガンや新型コロナウイルスとは無縁です。その状態は普通、子ども時代も続きます。

大人になっても、赤ちゃんのような状態でいることができれば、精神的免疫力と肉体的免疫力が下がらず、ガンなどの生活習慣病や新型コロナウイルスと無縁な毎日を送れるはずです。大人になったら、そんなことは無理だと思われますか。

赤ちゃんのような免疫力を取り戻すにはどうすればいいか、それが本書のテーマです。まず、免疫力をしっかり理解することです。これまでは肉体レベルの免疫力だけが論じられてきましたが、その根っこにある精神的免疫力を含めて理解しなければ、本当に免疫力を高めることはできません。

本書はそのための柱になる方法として呼吸法を取り上げています。私は前作『52歳で折返し120歳で現役　丹田発声・呼吸法で医者要らず』で丹田呼吸について紹介しましたが、本書では、この呼吸法には丹田呼吸、気・丹田呼吸、光・丹田呼吸の3ステップがあること、コロナ時代を生き抜く究極の呼吸法が光・丹田呼吸であることを紹介しています。

詳しくは本文に譲りますが、第1ステップの丹田呼吸は酸素を肺いっぱいに取り入れることを目的としています。第2ステップの「気・丹田呼吸」では、酸素だけでなく、ヨガや気功で考えられているような、空間に満ちる気のエネルギーも取り入れることを目的とします。そして、第3ステップの「光・丹田呼吸」は、酸素や空間の気のエネルギーに加えて、宇宙から来る光エネルギーを取り入れることを目的としています。

丹田呼吸がステップアップしていくと、自分の意識が顕在意識レベルから潜在意識レベル、そして宇宙意識レベルまで転換されていくのを実感できます。ストレスが根っこから取り除かれ、超免疫体質へと転換されていきます。

本書の3つの柱

プロローグの最後に、本書の3つの柱について述べておきます。

第一の柱は、新型コロナウイルス感染の仕組みを知ることで精神的免疫力と肉体的免疫力について正しく理解することです。

第二の柱は、肉体的免疫力を強化する秘訣を理解することです。

そして第三の柱は、精神的免疫力を強化する秘訣を理解することです。

詳しくは本文で述べますが、ここではそれぞれのポイントだけ簡潔に述べておくことにします。

①新型コロナウイルス感染の仕組みを知る

新型コロナウイルスが人体内に侵入する入口は、インフルエンザウイルスとは違います。

そもそもウイルスはその固い殻上にトゲトゲのスパイクタンパク質をもっており、それと結合しやすいレセプター（受容体）を持った人体細胞に侵入します。新型コロナウイルスの場合、そのスパイクタンパク質と結合しやすいレセプターを持つ細胞がもっとも多い器官が上咽頭（喉の上部）にある扁桃リンパ組織と小腸の内壁細胞、血管の内壁細胞です。

インフルエンザウイルスの場合は、喉から気管、そして肺へと侵入しますが、小腸や血管から侵入することはありません。喉は上咽頭、中咽頭、下咽頭の3つに分けられますが、もっとも免疫細胞が多く存在するのが上咽頭にある扁桃リンパ組織です。ここの免疫力が強いと、インフルエンザウイルスや風邪ウイルスを殺してしまうため、風邪にもインフルエンザにもかかりません。

この扁桃リンパ組織以上に大量の免疫細胞が集結しているのが小腸です。なんと人体の免疫細胞全体の7割が小腸に存在していて、飲食物と一緒に腸に入ってきた病原体が血管に侵入するのをくい止めています。

もし病原体が肺や小腸から血液中に侵入すると、次は血液中に大量の免疫細胞が出動してやっつけてしまいます。ここも免疫の要の一つなのです。

このように、免疫細胞がもっとも多く存在し、肉体的免疫力の要になっている器官が上咽頭と小腸と血管の3つです。ところが新型コロナウイルスは、あえてこの3カ所から侵入してきます。ですから、このウイルスに対抗するには、免疫のシステムをしっかり理解し、とくに3つの部位の免疫力強化をはかることです。したがって、そのために行なうことのポイントも次の3つになります。

・呼吸を深くして、喉と肺の免疫力を強くすること
・腸内環境を整え、腸管免疫力を強くすること
・血管の老化を防ぎ、血管免疫力を強くすること

具体的には、深い呼吸法を身につけることと、腸内環境と血管にいい食生活を行なうことです。そこから始めないかぎり、新型コロナウイルスに対処できるレベルまで免疫力を強化することはできません。

②肉体的免疫力を強化する秘訣

基礎疾患を持っている人とは、肉体的免疫力が低下している人と言い換えてもいいでしょう。なかでも腸管免疫力の低下、血管免疫力の低下、肺免疫力の低下の3つが基礎疾患の主要な原因です。

3つの免疫力の低下は主に、腸の老化、血管の老化、肺の老化によってもたらされます。

ですから、これらの免疫力を強化するには反対のことをすればいいのです。

・きれいで若々しい腸管を回復させる

腸内の善玉菌を増やす食生活に改善し、腸管の免疫細胞が働きやすい腸内環境をつくる。

・若々しい血管を回復させる

血管を若返らせる食生活に改善する

・肺を若返らせて強くする

深い呼吸を身につけて、たくさんの酸素を全身の細胞に行き渡らせる

つまり、食生活を改善し、深い呼吸を身につけることこそ肉体的免疫力を強化する秘訣なのです。食生活についてはすでにさまざまな情報が提供されていますし、私もこれまでの書籍やセミナーなどで情報を発信しています。

ところが、心身のストレスが大きい現代人の呼吸がとても浅くなっていることについては、しっかりとした情報は伝わっていないと思います。

呼吸は浅くなると、身体が酸素不足になるだけでなく、呼吸と密接な関係がある自律神経のバランスが崩れてきます。事実、自律神経のバランスが崩れて昼も夜も交感神経優位

になっている人が多くなっています。

交換神経が優位なままだと、血管が収縮して弛緩しにくくなり、血圧上昇や血流障害が起こって血管自体がダメージを受けます。このような状態で新型コロナウイルスに感染すると、血管破裂による重症化や死亡に至ることもあります。

血流障害は、脳や心臓、肺、腎臓、膵臓など血管の多い臓器にとくに大きなダメージを与えます。膵臓からのインスリン分泌が低下して糖尿病につながるのもその一つです。

交換神経が優位なままだと当然、副交感神経の作用は低下したままになり、ガン細胞やウイルスを殺すリンパ球が減少する、ガン細胞を抑え込むNK細胞（免疫細胞）の働きが弱くなるといった状態になり、免疫力が低下します。

このように呼吸が浅くなることで自律神経のバランスが崩れると、身体にはさまざまな障害が起こってきます。逆にいえば、深い呼吸を身につけることができれば自律神経のバランスを整えることはできるのです。

本書のタイトルは『長寿と若返りの根本　光・丹田呼吸で超免疫体質』です。丹田呼吸を3ステップで実践することで深い呼吸が身につきます。1番目のステップが丹田呼吸で、2番目のステップが気・丹田呼吸、3番目のステップが光・丹田呼吸です。丹田呼吸で酸素がたっぷり身体に取り込まれ、気・丹田呼吸によって気のエネルギーが取り込まれ、光・丹田呼吸によってさらに宇宙の光エネルギーが取り込まれます。

その結果、ストレスが根っこから解消するため、自律神経のバランスがとても安定します。

③精神的免疫力を強化する究極の秘訣

人生には、さまざまな出来事が突然生じるものです。しかし、何事が起ろうが心は動揺することなく、強靱な精神力で平常心を保っていれば心配や不安、怖れに心が覆われることはありません。

しかし、そんなメンタルをどうしたらつくれるのでしょうか。「すべてをあるがままに受け止め、そこから発展的に取り組む」「何事にも執着しない」……、メンタルのあり方を変えることは必要ですが、もっと本質的、根本的な道があります。

そもそも、心配や不安、怖れといったネガティブな感情は、「私が」という「自我意識」の奥底に潜んでいる「潜在意識」から浮上してきます。

自我意識は、常に自覚している表面意識で、肉体を持った孤立した自分は孤独であると意識しています。その孤独な自我（エゴ）から心配や不安、怖れは発生してきます。

一方、潜在意識は、普段は表面に浮上してきませんが、そこには幼少期からの記憶やトラウマ、さらに過去世（生）の記憶からのカルマなどが潜んでいます。再び、同じ場面に遭遇したときに心配や不安、怖れが潜在意識から突然浮上してきます。

じつは、この潜在意識の奥にはさらなる深層意識があります。それが「魂意識」と「宇宙意識（真我意識）」です。有限な生を自覚する自我意識に対して、「人間の本質は魂なんだ！」と気づいているのが魂意識です。さらに、もっと深層にあるのが宇宙意識（真我意識）です。自我意識から魂意識、宇宙意識へと意識レベルを高めていくと、心配や不安、怖れがしだいに消えていきます。それは、ストレスが根っこから解消することでもあります。

本書で紹介する丹田呼吸、気・丹田呼吸、光・丹田呼吸へとステップアップしていくことは、そうして意識のレベルを上げていくことにつながっています。それによって、精神的免疫力と肉体的免疫力を備えた「超免疫体質」に転換していくことができるのです。

Part I

新型コロナウイルスから学ぶ「超・免疫力」

第1章　新型コロナウイルスの真相と免疫力

なぜ、感染率・死亡率が欧米と比べ日本は極端に少ないのか？

現在進行中の新型コロナウイルスによる日本の感染者数、死亡者数が欧米と比べて極端に少ないことは明らかです。だから日本での感染を心配する必要はないというのではなく、その理由を明らかにできれば、新型コロナウイルスを怖れて必要以上に不安にかられることはなくなりますし、このウイルスとどう向き合っていけばいいのかも見えてきます。

まず、人口に対する感染率の割合を見ますと、日本は米国の17分の1、英国の12分の1、ブラジルの14分の1です。

人口に対する死亡率の割合は、日本は米国の17分の1、メキシコに対しても17分の1、英

新型コロナウイルス感染者・死亡率

	人口（人）	感染者数（人口に対する感染率）	死者数	感染者に対する死亡率	人口に対する死亡率
世界	77億9405万	177,043,245（2.3%）	3,833,075	2.2%	0.492%
米国	3億2780万	33,498,506（10.2%）	600,653	1.8%	0.183%
英国	6600万	4,605,805（7.0%）	128,190	2.7%	0.194%
イタリア	6060万	4,248,432（7.0%）	127,153	3.0%	0.210%
メキシコ	1億2620万	2,463,390（1.9%）	230,624	9.4%	0.183%
ブラジル	2億1400万	17,628,588（8.2%）	493,693	2.8%	0.231%
韓国	5130万	149,731（0.3%）	1,993	1.3%	0.004%
日本	1億2620万	780,752（0.6%）	14,331	1.8%	0.011%

（日本経済新聞2021年6月17日付より）

国の18分の1、イタリアの19分の1、ブラジルの18分の1。そのうえ、感染者に対する死亡率の割合は、日本はメキシコの5分の1です（2021年6月時点）。

これらを見るだけでも日本の感染率が桁違いに少ないことがわかります。この傾向は、日本だけでなく韓国、中国、台湾の3カ国（東アジア）にもいえます。

その要因は、いったいなんなのでしょうか。大きくは3つ考えられます。

(1)日本人はすでに4種類の土着風邪コロナウイルスで交差免疫を得ている

世界の一般的な風邪の原因となる風邪ウイルスは、弱毒性のアデノウイルスとライノウイルスの2種類です。ところが、日本、韓国、中国、台湾の東アジア4カ国には、この2つのウイルスとは別に、さらに4種類の弱毒性の土着コロナウイルスが存在します。これらは主に、喉風邪の原因となるものです。

コロナウイルスが世界的に有名になったのは、2002年に出現し中国で暴れたSARSと、2012年に中東で出現したMERSによってです。しかしすでに1960年代には、4種類の弱毒性のコロナウイルスが中国から出現していました。この4種類は、一般的な風邪の原因となるアデノウイルスやライノウイルスレベルの弱毒性のコロナウイルスでしたから、風邪程度の症状で治まってしまいました。もちろん、免疫力の高い人は、これらのウイルスによって風邪を引くことはありませんでした。

ところが、2002年に出現したSARSと2012年に出現したMERSは強毒性だったため、SARSによって中国では感染者の約10%が死亡し、MERSによって中東では感染者の約40%が死亡しました。そして今回パンデミックを引き起こしている新型コロナウイルスは、人類史上7番目に出現したコロナウイルスです。

新型コロナウイルスの毒性は、毎年冬に流行するインフルエンザウイルスB型程度ですが、新型であるため世界的に集団免疫ができていなかったので全世界で一気に広がってしまったのです。

(2) 東アジアと欧米の新型コロナウイルスは異なっていた

今回の新型コロナウイルスのうち最初に感染が拡大したもの、つまり中国武漢から日本や韓国、台湾へ拡大した種類はS型とK型の弱毒性のタイプでした。これは2019年から中国で広がり、日本や韓国にも同年12月から入ってきて2020年2月ころから、おそらく免疫力の低い人に症状が出はじめ、第一波の拡大となりました。

しかし、日本を含む東アジアの人々には、土着の4種類の風邪コロナウイルスによる交差免疫ができていたうえに、弱毒性のS型とK型が主流だったため重症化率や死亡率がたいへん低かったのだと思われます。それでも基礎疾患のある場合は、重症化や死亡が起こったのでしょう。

一方、ヨーロッパや米国などで主に拡大した新型コロナウイルスは、中国から拡大したものが変異した、強毒性のL型やG型です。そのため感染拡大が速く、重症化や死亡に至る割合がかなり高くなりました。その後、日本へも第二波としてヨーロッパからL型やG型が帰国者を通じて入ってきましたが、弱毒性のS型とK型である程度耐性ができていたため、被害はそれほど増大化しなかったのだと考えられます。

(3)日本人の腸管免疫力は非常に高い

日本人の重症化率や死亡率が低いもう一つの要因に、日本人の腸管免疫力が欧米と比べてかなり高いことが考えられます。このことは、今回の新型コロナウイルス感染にかぎらず、インフルエンザウイルス感染を見てもわかります。

たとえば、100年前に新型インフルエンザA型によってスペイン風邪が大流行しました。これは人類がはじめて経験するパンデミックでしたが、このとき、日本人の感染率や死亡率は世界と比べて断トツに低くなっていました。それは、当時の日本人の腸管免疫力が今よりもっと強かったことを示しています。

スペイン風邪は、第一次世界大戦による不安と恐怖が世界を覆っていた最中の1918年に米国のアリゾナにある米軍基地から発生し、瞬く間に米軍兵士によって世界中へと感染拡大していきました。

その感染率と死亡率は脅威的で、当時、世界の人口が20億近かったなかで5億人近くが感染し、4000万人から1億人が死亡したといわれています。死亡者数はこの時代、まだデータとしてしっかり把握されていなかったため、正確な数字はつかめませんが、おそらく1億人近かったと推測できます。

20億人のうち5億人が感染していたとすれば、感染率は25％近くになります。これはまさしく世界的感染大爆発（パンデミック）だったといえます。また、死亡者数が1億人近くだったとすれば、死亡率は5％前後だったことになります。今回の新型コロナウイルスと比べて、その感染率、死亡率はおよそ十倍の高さだったのです。

このとき日本では、全人口5500万人のうち半数近い2500万人が感染したといわれます。なんと、日本人の2人に1人が感染したわけです。それほど感染率が高かった原因は、日本の人口密度が高いだけでなく、隣近所同士の交わりも深く、普段から3密状態が当たり前の時代だったからでしょう。

ところが、死亡者数は38万人でした。感染者に対する死亡率はなんと1・5％です。先ほどの計算からいえば、世界における感染者に対する死亡率20％と比べて13分の1です。また、日本の全人口に対する死亡率は0・7％ほどで、これも世界の死亡率の7分の1弱という低さです。

なぜこれほど極端に日本の死亡率は低かったのでしょうか。もし、世界の死亡率と同じだったら、最大では250万人以上の人たちが亡くなっていたはずです。その最大の理由は、日本人の腸管免疫力が欧米人と比べて桁違いに強固だったからにちがいありません。

その理由を解明した研究データは今のところ、ほとんどありませんが、私は日本人の腸管免疫力が強かったことがいちばんの理由であると考えています。この腸管免疫力については後章で詳しく述べますが、ポイントだけ述べますと、腸内の善玉菌が優勢なほど腸管免疫力は強くなり、逆に悪玉菌が優勢になるほど腸管免疫力は弱くなります。腸内の善玉菌と悪玉菌の割合にもっとも影響するのは食生活です。食物繊維や発酵食品を多く摂れば善玉菌が多くなり、腸内環境が安定して腸管免疫力は高まります。

ところが、現代人のように肉を多く摂っていると、肉タンパク質が大好きな悪玉菌であるウエルシュ菌や大腸菌、ブドウ球菌などが大量に増えます。これらの菌はアンモニアや硫化水素、インドール、スカトール、アミン、フェノールなど有害な腐敗物質を大量に発生させるため、腸内環境が悪化していきます。

腸内免疫力に関していえば、小腸の腸壁にある絨毛が破壊され、悪性ウイルスや病原菌、未消化物、化学物質などの異物が腸壁を通って血液中へ侵入するようになります。小腸には人体内の免疫細胞の約70%が存在していますが、それだけでは侵入を防ぎきれなくなります。

血液中に悪性ウイルスや病原菌が侵入すると感染症は重症化しやすくなりますし、未消化物が侵入すると食物アレルギーを誘引しやすくなります。また、化学物質などの異物が侵入すると、ガンや腎臓病、認知症、心筋梗塞、脳梗塞などを誘引します。

欧米の食生活は、100年前も現在も肉食が中心です。しかし、わが国の100年前は、今と比べれば、肉はまったくと言っていいほど摂っていませんでした。だから100年前の日本人の腸内には善玉菌が多く存在し、腸内環境はとても安定していて腸管免疫力も高かったはずです。だからこそ、当時、スペイン風邪による死亡率が世界平均の13分の1と桁違いに低かったのだろうと推測できます。

腸内に善玉菌が多いと、O-157（病原性大腸菌）やノロウイルスなどの病原体による食中毒のリスクも減ります。また、放射能に汚染された食物を食べたとしても、放射能物質を分解する善玉菌が多ければ、内部被曝を避けることができます。

このことを教えてくれたのは、長崎の浦上病院の患者や医師、看護師、職員でした。原爆が投下される1年半前から、浦上病院の秋月医師はレントゲンの放射線による被爆を防ぐために、善玉菌を増やす食生活に変えていました。その結果増加した腸内の善玉菌には、放射性物質を取り込み、排出する働きがあったため、原爆によって体内に入った放射性物質からも身を護ることができたのだと考えられます。

それだけではありません。広島や長崎では、福島原発事故後のように汚染土壌の除染をしなくても、早くから住民は生活できました。まだ化学肥料や農薬が使用されていない土壌には大量の微生物（善玉菌）が棲息していました。その微生物が放射性物質を分解していたと考えてまちがいないでしょう。

ところが戦後の日本では、欧米食化が進み、肉食が増えました。野菜などの食物繊維摂取量は戦前の半分以下になり、発酵食品摂取も激減しました。しかも、スーパーの発酵食品は化学合成食品添加物まみれで熟成していない、偽物がほとんどです。

子どもから大人まで、食生活は肉や揚げ物、コンビニ食、スーパーの加工食品が増え続けています。このままでは、日本人の腸内環境は悪くなる一方であり、腸管免疫力は低下するばかりです。もちろん、こうしたことがわかってきて、腸管免疫力を意識した生活を心がける人たちは増えていますし、そういう人たちはウイルスの感染症にも強い傾向があります。

じつは米国にも、ある意味で日本人以上に腸管免疫力を意識している人々がかなりいます。その数は数百万人で、主にインテリ層や上流階級（富裕層）に属する人たちです。彼らは肉を食べず、無農薬の生野菜や果物を大量に摂るベジタリアンです。もちろん、医薬品や化学合成食品添加物を含む食品も極力避けています。当然、腸管免疫力は高く、ウイルス感染のリスクも圧倒的に低いと思われます。たとえ感染しても、重症化しないでしょう。

同じ傾向はヨーロッパの富裕層にも見られますが、残念ながら、戦後欧米食化してしまった日本人はほとんどの人が気づいていません。それでも、今回の新型コロナウイルス禍で気づきはじめた人は確実に増えています。私が全国で開催しているセミナーの参加者にもそういう人たちが明らかに増えています。

今回の新型コロナウイルスの特徴の一つは、他のウイルスに比べて腸管（小腸、大腸）から侵入するケースが多いことだと考えられています。そのため、腸管免疫力の低下しているほど感染リスクが高くなっていると考えられます。

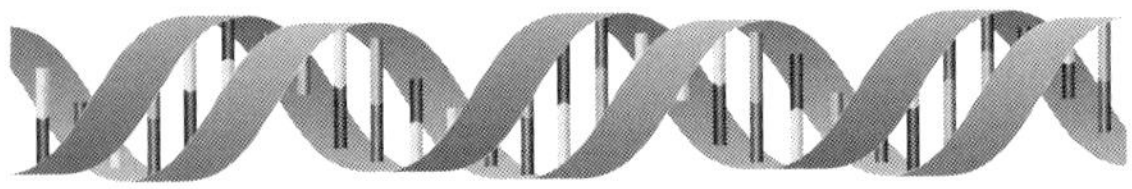
ＤＮＡ遺伝子（二重らせん）

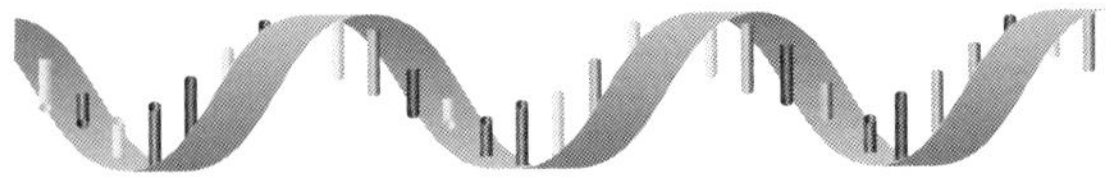
ＲＮＡ遺伝子（一重らせん）

ウイルスは構造的に変異しやすい

病原菌（細菌）を殺す抗生物質や抗菌薬はウイルスにまったく効きませんし、新型コロナウイルスを殺す特効薬も今のところ開発されていません。その最大の理由は、ウイルスは細菌（細胞）とは構造も性質も繁殖の仕方もまったく異なる生命体だからです。

まず、遺伝子形態がまったく違います。単細胞である細菌から多細胞である動物（人間も含め）に至るまで、すべての細胞は細胞膜に包まれていて、その中にある細胞核には二重らせん構造のＤＮＡ遺伝子が存在します。そしてそれは、細胞核膜に包まれて防御されています。

一方、ウイルスは細胞生命体ではなく、物質（結晶）と生命体の中間的な存在です。ウイルスは硬いタンパク質の殻で包まれていて、その中に細胞核はなく、一重らせん構造のRNA遺伝子が存在します。

二重らせんのDNA遺伝子は構造的に安定しているので、自ら変異することはありません。ただし、強力な放射線や電磁波、悪玉活性酸素などが作用すると傷つけられ、ガン化したり、異常細胞化したりします。

一方、一重らせんのRNA遺伝子は構造的に不安定で変異しやすいため、この遺伝子を持つウイルスも変異しやすいのです。

細胞生命体は自己増殖するが、ウイルスはその能力を持たない！

DNA遺伝子を持った細胞生命体は、ブドウ糖などの栄養素があれば細胞内でエネルギーを生産し、細胞分裂をくり返すことで増殖できます。

ところが、ウイルスは細胞のように自らエネルギーを生産する機能を持ち合わせていな

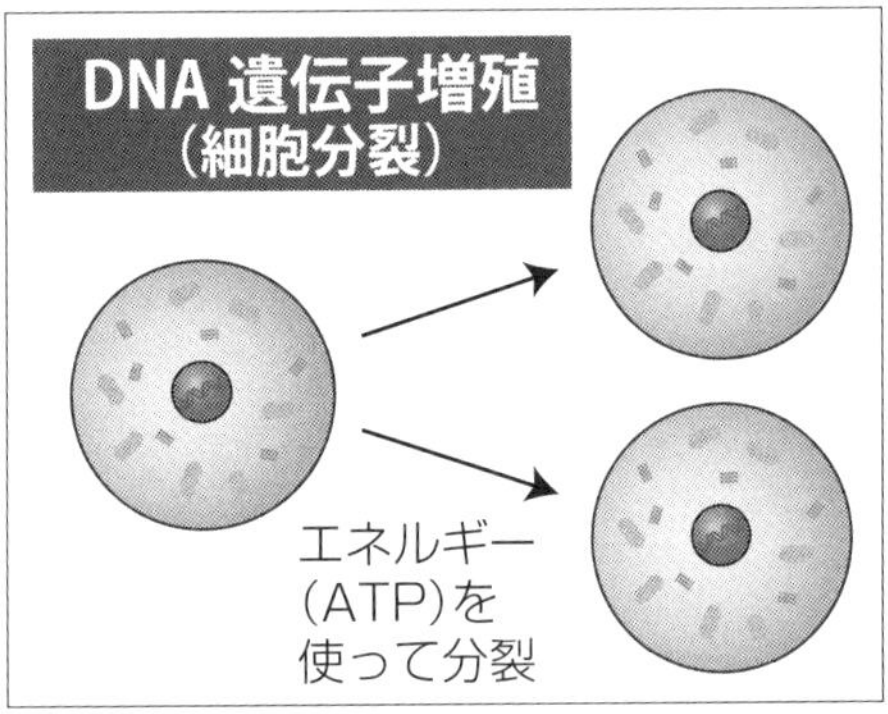

いため、自己増殖できません。そこで他の生命体の細胞に入り込み、その細胞内でミトコンドリアが作り出すエネルギーと、その細胞が持つ遺伝子複製システムを利用してウイルス自身のＲＮＡ遺伝子をコピーして増殖します。

では、ウイルスはどのようにしてヒトの身体の細胞に侵入するのでしょうか。ウイルスの殻（固いタンパク質の膜）の表面にはタンパク質（スパイクタンパク質）のトゲトゲがあります。これが腕のような働きをして、ヒトの細胞の表面にある受容体（レセプター　ＡＣＥ２受容体タンパク質）と結合して吸着します。つまり新型コロナウイルスは、このレセプターを持つ細胞にのみ侵入できるということです。

ウイルスはＡＣＥ２受容体タンパク質（レセプター）を持つ細胞を見つけると、自分のスパイクタンパク質とその細胞のレセプターを合体させます。すると、ウイルスの固いタンパク質の殻（膜）と細胞の細胞膜が融合し、ウイルスのＲＮＡ遺伝子が細胞内へ侵入します。細胞内では、エネルギーを盗み取り、さらにその細胞が持つ遺伝子複製機能を利用

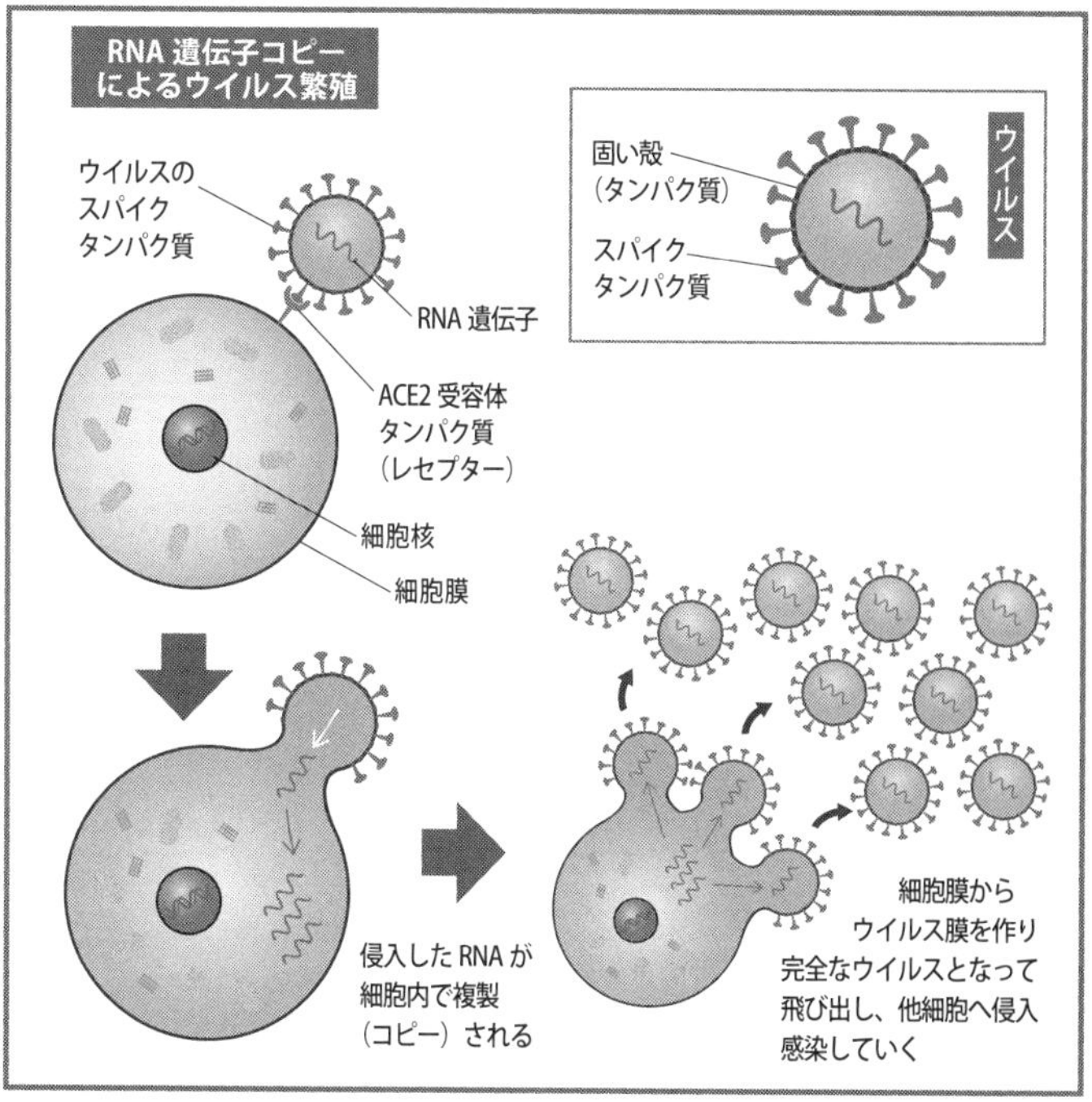

してＲＮＡ遺伝子をコピー（複製）して増殖します。

これでわかるように、ウイルスは人体のどんな細胞にも結合して侵入できるわけではありません。ウイルスのスパイクタンパク質とピタッとはまるレセプターを持つ細胞にしか結合して侵入できないのです。このことがわかると、新型コロナウイルスが人体組織のどの部位から侵入しやすいかが見えてきます。

鼻、舌、喉、気道、肺、腸管、血管の細胞から侵入する

新型コロナウイルスは、結合しやすいレセプターを持つ細胞がより多く存在する部位から侵入します。主には次の6つの部位です。

①鼻の粘膜

感染すると、嗅覚障害が起こることがあります。

②舌の表面

感染すると、味覚障害が起こることがあります。

③喉の粘膜

感染すると、咳がひどくなることがあります。

④肺と肺に至る気管

感染すると、呼吸が苦しくなり、肺炎を起こすことがあります。重症化すると呼吸困難になり、最悪の場合、死に至ることがあります。

これら4つの部位は新型コロナウイルスだけでなく、風邪ウイルスやインフルエンザウ

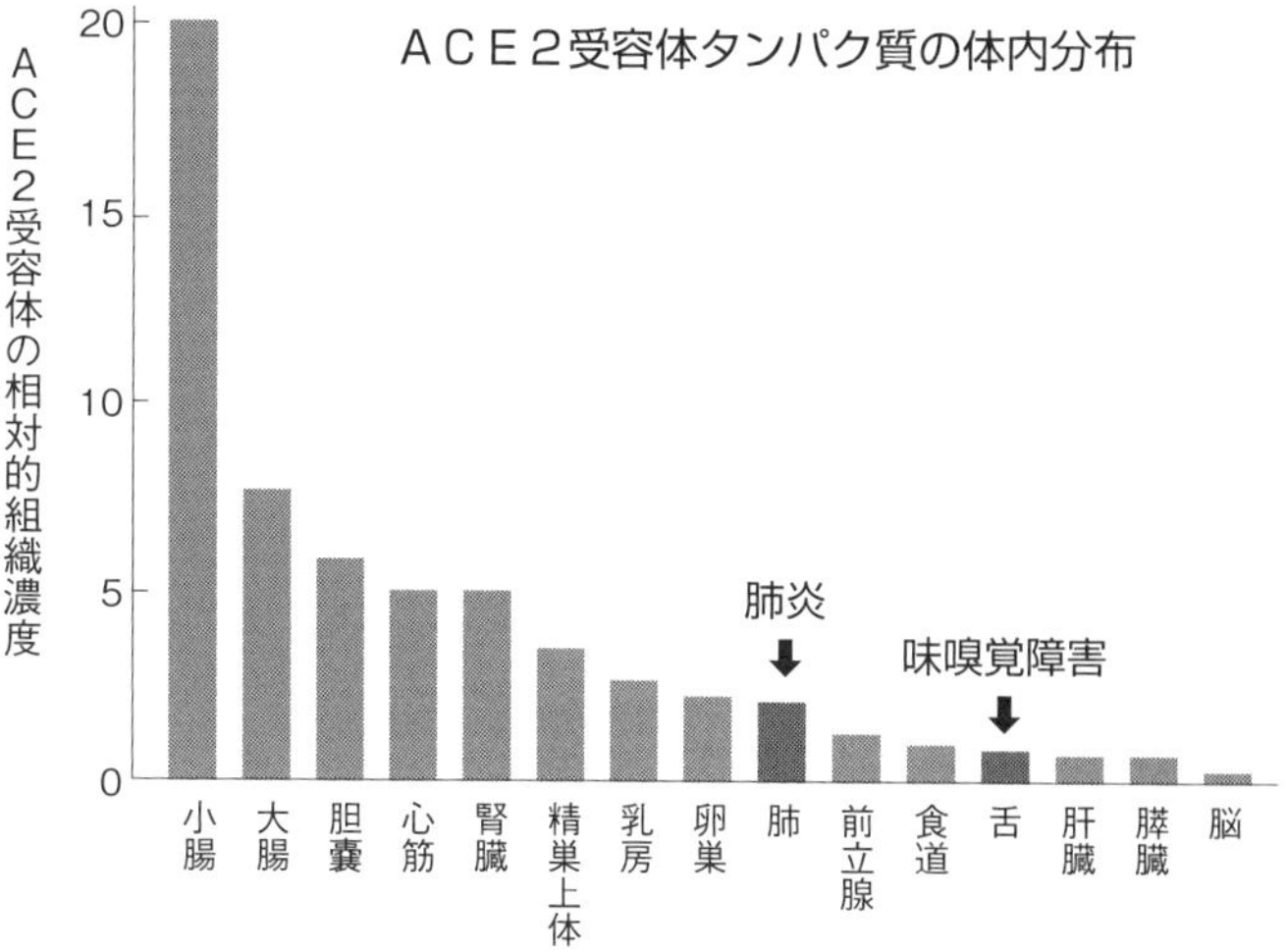

（『本当はこわくない新型コロナウイルス』井上正康 方丈社刊より）

イルスとも共通した侵入口ですが、新型コロナウイルスの特徴として、それ以外に侵入しやすい部位があります。腸管（小腸、大腸）と血管です、この2つの部位には、レセプターであるＡＣＥ２受容体タンパク質を持つ細胞が多く存在するからです。

⑤腸管（小腸、大腸）の内壁

口から入ってきた新型コロナウイルスが腸管にまで入ると、ＡＣＥ２受容体タンパク質を持つ内壁細胞に侵入して繁殖します。ただし、この現象は腸内環境によって違ってきます。

腸内に善玉菌が多く、腸内細菌のバランスが安定していると、身体全体の約70％もの大量の免疫細胞が存在する腸管で、侵入してくる新型コロナウイルスを殺してしまいます。

ところが、肉食やトランス脂肪酸（ジャンクフード、スナック菓子、揚げ物などに含まれる酸化した油）など善玉菌を弱める食べ物を多く摂っていると、悪玉菌が増えて腸内腐敗が進み、腸管の免疫細胞は活力を失います。そのために侵入してくる新型コロナウイルスを防ぎきれなくなり、大量の新型コロナウイルスが血管に侵入し、全身に広がります。

ちなみに、腸管の免疫細胞によって殺されなかった新型コロナウイルスは便に混ざって体外に排出されます。温水洗浄便座であっても感染リスクはあるのです。

腸内細菌移植を専門に研究している大阪市立大学名誉教授の井上正康先生は、「腸管（小腸、大腸）に新型コロナウイルスの感染受容体が多く、腸組織にコロナウイルスが感染すると細胞が障害され、腸内細菌のバランスが激変して免疫反応が大きく影響されます。その結果、下痢や腸炎を発症する」と述べています（『本当はこわくない新型コロナウイルス』井上正康著　方丈社刊）。

さらに、「武漢の新型コロナウイルス感染者では、腸内フローラ（細菌）のバランスが大きく変化して、『プレボテラ』と呼ばれる腸内細菌が異常増殖していることがわかったそうです。

このプレボテラは、腸内細菌である日和見（中間）菌の代表ですが、悪玉菌が多くなり腸内腐敗が進むと悪玉腸内細菌に加担して、さらに腸内環境を悪化させます。その結果、腸管免疫システムの機能はさらに低下してしまいます。腸壁から侵入した新型コロナウイルスがますます血管に入り込み、血中から全身へ巡っていくようになります。

⑥血管壁の内皮

ACE2受容体タンパク質を持つ細胞は、全身の血管壁の内皮にも多く存在しています。この内皮細胞に新型コロナウイルスが感染すると、血液中に存在する免疫細胞のマクロファージや樹状細胞がウイルスを捕食して殺そうとします。

このとき、マクロファージと樹状細胞は、ウイルス侵入の情報を伝える「サイトカイン」という物質も分泌します。そのサイトカインを通して情報を受けて好中球などの顆粒球（免疫細胞）が出動し、さらにウイルスを殺そうとします。この反応で炎症が起こるのです。

ウイルスが大量に侵入してしまうと、それに反応して大量の好中球が感染した組織に出動してウイルスを殺そうとしますが、そのとき免疫細胞の暴走が始まることがあります。これをサイトカインストーム（嵐）といいます。

問題は、それによって全身の血管内で血液が凝固し、血栓症が発症しやすくなることです。その結果、肺の血流が阻害されると呼吸困難が引き起こされますし、血管の多い腎臓、心臓、脳、肝臓などで血流が阻害されると、その部位で機能障害が生じます。たとえ新型コロナウイルスの感染症状が改善されても肺や心臓、脳などに後遺症が残ったり、けん怠感、疲労感、呼吸困難、咳、胸痛、関節痛などが残ったりするのは、血流がすぐには改善しないためだと考えられます。

そもそも血液中のマクロファージや好中球などの免疫細胞の力が弱くなっている場合は、侵入してくる新型コロナウイルスを排除できなくなります。たとえば、高血圧、心臓や脳の血管性疾患（脳梗塞や心筋梗塞の危険性）、糖尿病からくる腎臓病や神経障害、肺疾患などで血管性疾患があると、血液中の免疫細胞の力が弱くなっているため、新型コロナウイルスが侵入しやすくなります。基礎疾患がある人が感染後1日～2日で一気に重症化しやすいのは、そのためであると考えられます。

血管性疾患が起こる原因としては、白米やうどん、ラーメン、白パン、白砂糖、日本酒など精製（精白）した炭水化物を毎日の食事で摂り過ぎていることや、肉食やトランス脂肪酸を多く摂っていることが関係しています。血管が老化し、血流障害を招き、血管に障害が起こりやすくなるからです。

新型コロナウイルスは全般に子どもや若者には感染しにくく、たとえ感染しても重症化しにくいといわれますが、それは血管の状態が良いからです。また、子どもや若者の血管細胞にはACE2受容体タンパク質が少ないこともあります。ですから、基本的には血管壁から新型コロナウイルスが侵入する可能性は低いのです。

しかし、若くても食生活によっては血管の老化が早く進みますし、高齢になっても食生活を改善していけば、血管の老化を遅らせることは可能です。その基本は、平素から玄米や未精製の炭水化物を少しの主食とし、白砂糖を止め、肉やトランス脂肪酸を摂りすぎないことです。同時に、大豆や魚、食物繊維や発酵食品などを多く摂ることです。

新型コロナウイルスの特徴の一つは、基礎疾患があると重症化しやすいことです。それは働き盛りの若い世代でも同様ですが、若くても血管性疾患があれば新型コロナウイルスは感染しやすいからだと思われます。

血管の状態は食生活の影響が大きいので、年齢に関係なく血管性疾患が進んでいる可能性があります。たとえ高齢になっても食生活を改善して血管の若返りをはかり、免疫力を高めれば、感染を防ぎ、重症化を防ぐ可能性が高まります。

病原性のあるウイルスはごく一部

じつは現代科学では、ウイルスについてわかっていないことがまだまだたくさんあります。その理由は大きく2つあります。

まず一つは、ウイルスは細菌よりもはるかに小さいため解明が難しいことです。なんと100万分の数ミリというナノレベルの大きさなのです。

もう一つは、ごく一部のウイルス以外は非病原性のため感染しても人間に害をもたらすことはなく、しかも種類は数万種以上もあるため、ほとんど研究されていないことです。解明されているのは、病原性があり人間に害をもたらすごくごく一部の種類だけです。

たとえば、風邪、インフルエンザ、ヘルペス、肝炎、エイズ、エボラ出血熱などの病気をもたらすウイルスについては研究者が必死に解明しようとしています。しかしそれ以外の大部分のウイルスは、人間には害をもたらさないだけでなく、そもそもナノレベルという極小のため解明が困難なのです。

このような理由でまだまだ未知のことが多いウイルスが、私たちの周りには当然のように存在しています。たとえば、一滴の海水中には何億個ものウイルスが存在します。コップ一杯なら何兆個というレベルです。ドイツのプルスゼー湖の水の中には1㎖あたり約2億5千万個のウイルスが存在したという発表もあります。

そんな超天文学的な数のウイルスが自然界だけでなく、人体内にも生活環境圏にも存在しています。私たち人類はまさしくウイルスまみれの世界の中で生活しているのです。

このウイルスと細菌を混同している人がけっこういます。しかし、2つはまったく性質の異なる存在です。私たちの生活的な感覚では、どちらもあまりに小さいため、違いがとてもわかりにくく、似たものと勘違いしてしまうのでしょう。

いちばんの違いは、細菌は水と栄養があれば自分でエネルギーを作り出し、細胞分裂して増殖しますが、先述したように、ウイルスには自らエネルギーを作り出し分裂して増殖する機能はまったくありません。そのため、他の生物の細胞や細菌、微生物の中に入り込み寄生することで、宿主が作り出しているエネルギーを盗み取り、遺伝子複製システムを利用しながら自らの遺伝子をコピーして増殖しているのです。

これは、細胞分裂ではなく、孫悟空の分身の術のようなものです。

インフルエンザウイルスに感染しますと、一個の細胞内だけで24時間に平均100万個コピーして増殖することもあります。細胞内で増殖すると、そこからどんどん飛び出して他の細胞へ侵入し、また増殖します。

今回の新型コロナウイルスについては、とくに肺の細胞内での増殖が顕著です。一気に肺の細胞全体に広がるため、呼吸困難に陥ってしまうのです。

ウイルスと細菌の混同は、抗生物質に対する誤解にもつながっています。抗生物質は、細菌や細胞を丸ごと破壊しても、細胞内のウイルスだけを殺すことはできません。寄生先の細胞を破壊すればウイルスも死にますが、それでは本末転倒です。

同様に、抗ウイルス薬についても誤解していることがあります。これもウイルスを殺す薬ではありません。

たとえば、以前、抗インフルエンザ特効薬「タミフル」を服用した子どもや若者が意識障害や飛び降り自殺などを起こし、社会問題にもなりました。この薬は細胞内で増殖したインフルエンザウイルスがその細胞内から外へ飛び出さないようにするものです。症状が出る初期には一定の効果がありますが、すでにウイルスが体内に拡散した段階ではほとんど効果は期待できません。しかも、抗精神薬作用による脳障害などの副作用の危険性があります。

抗インフルエンザ薬だけでなく抗コロナウイルス薬なども含めて、ほとんどの抗ウイルス薬は、細胞内で増殖したウイルスが外へ飛び出すのを防ぐことはできても、ウイルスそのものを殺すことはできないのです。

自ら増殖できないウイルスは生物を必要としていると述べましたが、じつは生物の側もウイルスを必要としているのです。ウイルスが生物進化（ＤＮＡ進化）のための情報や原動力を提供してくれるからです。

それは病原性のあるウイルスでも同じ、やはり生物の進化に必要な役割を担っていると思われます。とくに私たち人間に対しては、免疫力を強化するために存在しているという見方もできるのです。

たとえば、風邪は、万病の元といわれますが、正しくは、風邪は「万病や過労死から人を守る」ための役割を果たしています。病原性を持つ風邪ウイルス（ライノウイルスやアデノウイルス）でさえ人間には必要な存在なのです。

風邪は、私たちが過労や睡眠不足で体力が消耗し、免疫力がグーンと低下しているようなとき、「身体を休め、体力を回復し、免疫力を強化しなさい」とメッセージを送ってきます。

風邪を引いて熱が出なければ、そのまま活動を続けているうちに免疫力がガタガタに低下し、突然病気になって寿命が尽きてしまうかもしれません。

ウイルスを怖れるあまり、ウイルスを殺す薬ばかり注目されますが、ウイルスにはプラスの働きもあることを見逃してはいけません。そのことに気づいて生活姿勢を変えるかどうかは、私たち人間の側の対応しだいです。

第2章 新型コロナウイルスに打ち勝つ免疫力強化法

免疫力とは

「免疫力」とは何でしょうか。

私たちの生活圏には、病原性のある細菌（病原菌）、病原性ウイルス、カビ菌（真菌）などの病原体が存在し、常に人体に感染する可能性があります。しかし、人体にはそうした病原体に対する防御システムが備わっています。それが免疫システムであり、その機能は広く「免疫力」と呼ばれています。

免疫システムは二段階で機能します。皮膚や粘膜などの人体細胞内に病原体が侵入するのを防ぐのが第一段階の免疫システムです。その担い手は人体常在菌や唾液、胃酸などです。もし病原体が人体の皮膚や粘膜、血管などから侵入してしまった場合は、免疫細胞（白血球）が中心になって病原体を除去します。これが第二段階の免疫システムです。

さらに、この二つの免疫システムのほかに、もう一つ広い意味での免疫システムがあります。それは、病原体が人体に触れる前に生活環境圏内で除去してしまうことです。私はその機能を「体外環境免疫力」と呼んでいます。

とくに第二段階の免疫システムは、司令塔である自律神経によってコントロールされています。自律神経が安定していると免疫システムの機能も安定しますが、自律神経が不安定になると、免疫システムの機能も不安定になります。免疫システムが正常に機能するには自律神経の状態を良くすることも重要なのです。

同じく免疫システムとか免疫力という言葉を使っていても、「免疫細胞による免疫システム」という狭義の意味の場合もあれば、ここに述べたような広義の意味の場合もあります。いずれにしても、もっとも大切なことは、病原体の侵入を防ぎ、感染を防ぐ免疫力が備わっているかどうかです。それは新型コロナウイルスに対しても、まったく同じです。

年齢にかかわらず基礎疾患を持っている人が新型コロナウイルスに感染すると、重症化しやすく、死のリスクも高くなります。そのいちばんの理由は、基礎疾患が深刻なほど免疫力も低下してしまうからです。

感染防止のために必要な対策として3密を避けること、マスクをすること、ワクチンを接種することなどが強調されていますが、いちばんの対策は免疫力を高めておくことです。とくに新型コロナウイルスが侵入しやすい部位である肺や腸管、血管などの免疫力（免疫細胞による免疫システムの機能）を高めておくことはとても重要です。

免疫細胞による免疫システム

「免疫細胞による免疫システム」を担当する主役は白血球ですが、これには単球、顆粒球、リンパ球の3種類があります。そのうちでもっとも大きく、白血球全体の3～8％を占めるのが単球です。単球は血管内をパトロールし、炎症を見つけると血管から外に出て組織に入り、マクロファージと樹状細胞となります。

マクロファージは、体内組織に侵入した病原体を呑み込んで死滅させ、分解します。そのために「貪食《どんしょく》細胞」とも呼ばれます。マクロファージは白血球のなかではもっとも大きく、その貪食能力は最大です。死んだ細胞の処理も行ないますし、侵入した病原体の情報

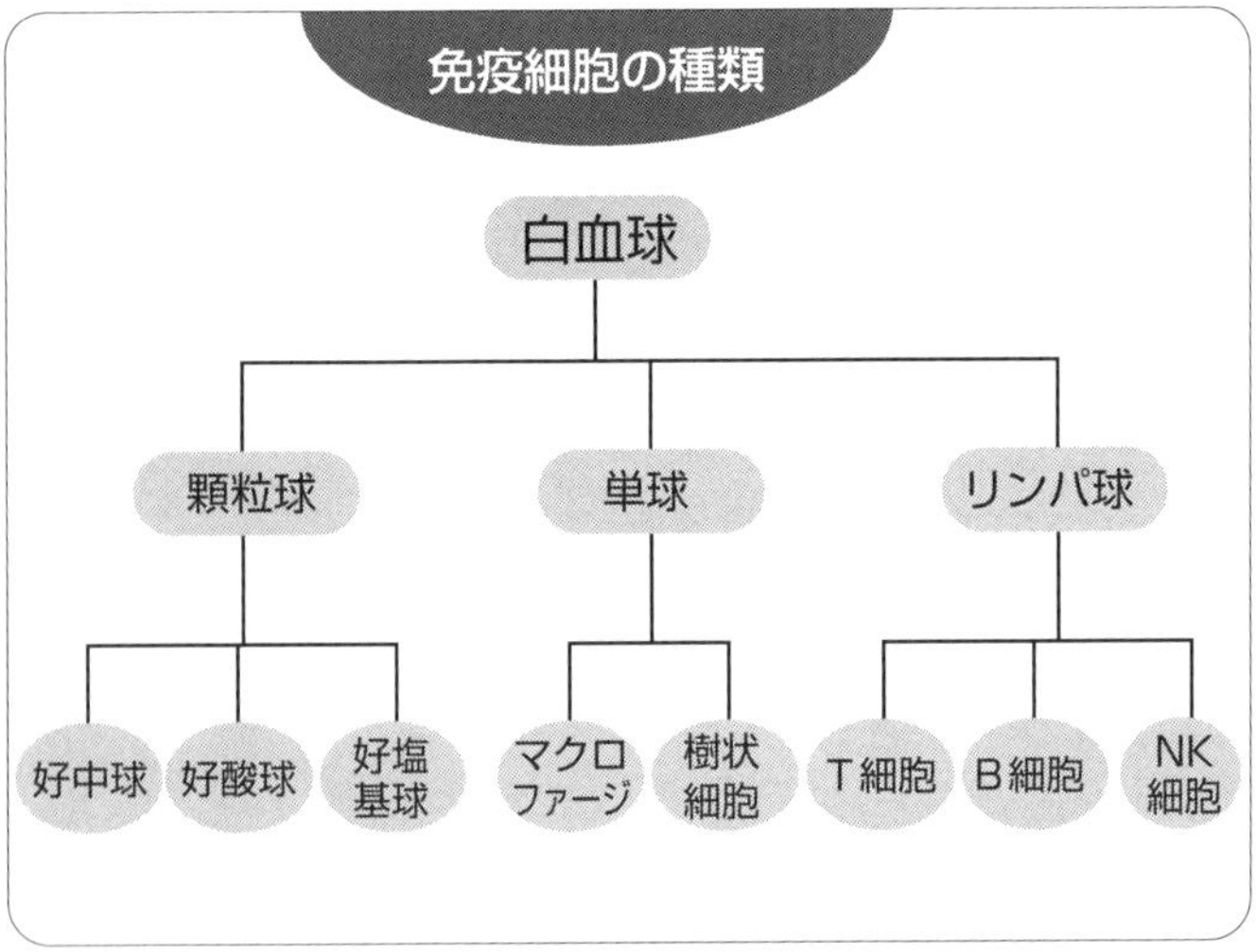

をリンパ球の一つであるT細胞へ伝える指令塔の役割も担っています。

樹状細胞も貪食の働きをしますが、それよりも体中の病原体の情報を獲得してT細胞へ伝える役割のほうが大きいといわれます。

単球の次に貪食能力が高い免疫細胞が顆粒球です。この顆粒球には好中球、好酸球、好塩基球という3つのタイプがありますが、その細胞質内に小さな粒（顆粒）が大量に存在しているため顆粒球と呼ばれています。

好中球と好酸球が人体内に侵入した病原体や異物を発見すると、血管から外へ出て感染箇所に駆けつけ、これらを食べて死滅させます。とくに好中球は顆粒球のなかでもっとも数が多く、貪食能力が高いといわれます。炎症が起こると出る膿は、好中球が病原体を食べた死骸の残りです。

リンパ球は白血球のなかではいちばん小さく、貪食能力は持っていません。その代わり、体内に侵入したウイルスや病原菌の情報を記憶して攻撃します。

T細胞とB細胞、NK細胞の3種類ありますが、なかでもT細胞とB細胞は、一度侵入したウイルスや病原菌の特異性をしっかり記憶しておき、次に侵入してくるとすぐに攻撃して発病を抑えます。

NK細胞（ナチュラルキラー細胞）は、リンパ球のなかではもっとも大きく、ガン細胞やウイルスに感染した細胞を異常細胞とみなして攻撃し、排除します。それだけでなく、ガン化したガン細胞を攻撃し死滅させて分解する働きを持っています。これは、とくに注目すべきことです。


免疫細胞による免疫システムには別の分け方もあります。それが「自然免疫」と「獲得免疫（適応免疫）」です。「自然免疫」は生まれながら備わっている免疫システムで、「獲得免疫」は生まれてから獲得する免疫システムです。

自然免疫（一次免疫）を主に担っているのが顆粒球（好中球、好酸球、好塩基球）と単

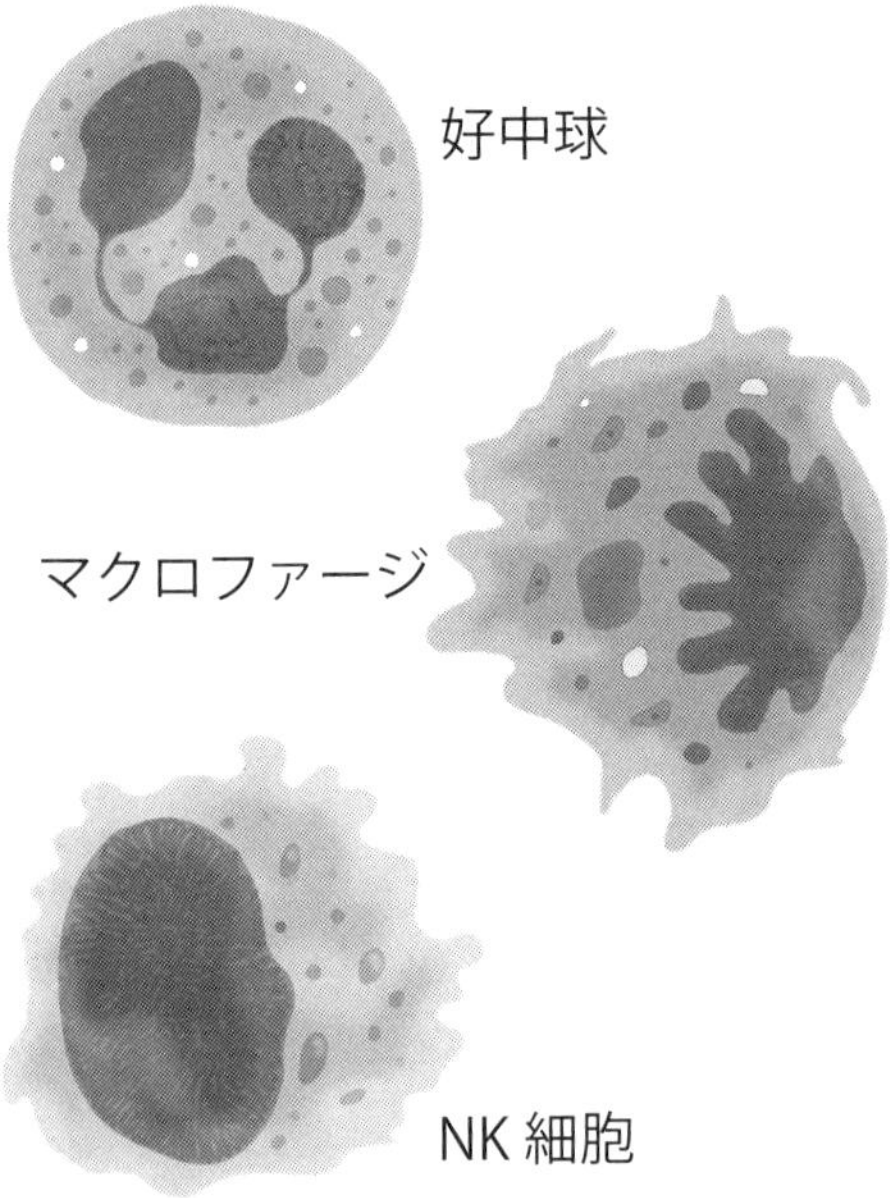

球（マクロファージ、樹状細胞）、ＮＫ細胞です。一方、獲得免疫を主に担っているのがリンパ球のＴ細胞とＢ細胞です。

自然免疫だけでは手に負えなくなると、マクロファージが病原体の侵入を知らせるサイトカイン（主に免疫細胞から分泌されるタンパク質）を放出し、樹状細胞も病原体の情報を伝えます。それによって病原体の侵入を知ったリンパ球のヘルパーＴ細胞（Ｔ細胞の一種）がさらにサイトカインを出し、キラーＴ細胞（こちらもＴ細胞の一種）とＢ細胞へ知らせます。

キラーＴ細胞は、病原体を攻撃し、

B細胞は病原体を攻撃する抗体をつくります。この段階が獲得免疫（二次免疫）です。

このような免疫システムは、人類共通のはずですが、国や地域によってその機能の強さ（免疫力の強さ）が大きく違うのはなぜでしょうか。

たとえば、1918年に世界でパンデミックを起こしたスペイン風邪では、日本における死亡率が世界に比べて7分の1前後であったことは、すでに述べたとおりです。また、今回の新型コロナウイルスでは、2021年6月17日時点で人口に対する死亡率の割合は、米国は0・183％、英国は0・194％、イタリアは0・210％、メキシコは0・183％、ブラジルは0・2％に対し、日本は0・011％です。

つまり、日本は欧米の20分の1とかなり低くなっています。

100年前のスペイン風邪でも、今回の新型コロナウイルスでも、日本の死亡率が世界の中でかなり低いことは明らかです。その最大の理由が免疫システムの機能の差、いわゆる免疫力の差にあることは間違いありません。

なぜ、そのようなことがこの100年の間に起こっているのか。その一番の要因が、日本人の腸管免疫力の強さにあると思われます。

腸管免疫システムの働きを強化する

☆腸内腐敗が進むと腸管免疫システムの機能も低下

小腸と大腸には、食べ物とともに消化器官に侵入するウイルスや病原菌などの病原体から、私たちの身体を守る腸内免疫システムが存在します。それを担っているのは腸内細菌による防御システムと腸管免疫システムです。

腸内には1000兆個もの腸内細菌が存在していて、善玉菌が優位であれば腸内環境は安定し、たとえ食べ物とともに病原体が腸内に侵入してきても、殺して排泄してしまいます。

ところが、悪玉菌が増えて腸内腐敗が進むと、腸内に侵入してきた病原体を殺せなくなるだけでなく、腸の血管にまで侵入を許してしまいます。しかも、悪玉菌によって大量の悪臭腐敗物質が発生すると、小腸の絨毛組織が破壊されて穴が開く「リーキーガット症候群現象」が引き起こされ、そこから病原菌やウイルスなどの病原体だけでなく、未消化物などまで血管へ侵入してしまいます。

腸内腐敗が進むと、もう一つ困ったことが起こります。それは、小腸の腸管免疫システムの機能が弱くなることです。そのために、破壊された絨毛組織から侵入してくる病原体を防ぐことがますます難しくなります。

腸管には全身のおよそ70％の免疫細胞が存在していると述べましたが、腸内に侵入してきた病原体をまず、マクロファージや好中球などの顆粒球が貪食（捕食）して殺し、分解してしまいます。

これが、一次免疫である自然免疫系です。

それをくぐり抜けて血液中へ侵入した病原体を攻撃するのが二次免疫である獲得免疫系です。

腸全体に存在する免疫細胞のうち、9割は小腸に存在しています。また、小腸の腸壁には約3000万個の絨毛が突起のように存在していて、それを全部広げればテニスコート1枚から1枚半ほどにもなります。

その絨毛には1500億個もの絨毛細胞が存在し、細かく分解された栄養を吸収して血液中へ送り込んでいます。このとき、病原体が一緒に血液中に紛れ込まないように防衛しているのが腸管免疫システムです。

実際には、小腸の絨毛と絨毛の間に存在するパイエル板という組織が、病原体の侵入をセンサーのようにキャッチして、リンパ節へ指令を出します。そこでリンパ節からリンパ球が放出され、ヘルパーT細胞の働きでB細胞が抗体をつくり、病原体であるウイルスや病原菌を攻撃します。

病原菌が小腸を通過して大腸にまで侵入した場合は、善玉菌が殺し、排出します。善玉菌は同時に、免疫細胞であるB細胞が抗体を産生するために必要なタンパク質（免疫グロブリンA）をつくる働きを促進します。さらに善玉菌には、ヘルパーT細胞を活性化させる働きもあります。

このように腸内細菌は病原体に対する防御システムを担っているだけでなく、小腸での腸管免疫システムをサポートする役割も担っています。

ただし、それが可能なのは腸がきれいで善玉菌が優位なときです。逆に、肉の摂り過ぎなどで悪玉菌が増えて腸内腐敗が進むと、善玉菌による防御システムは機能しなくなりますし、腸管免疫システムの機能も低下してしまいます。

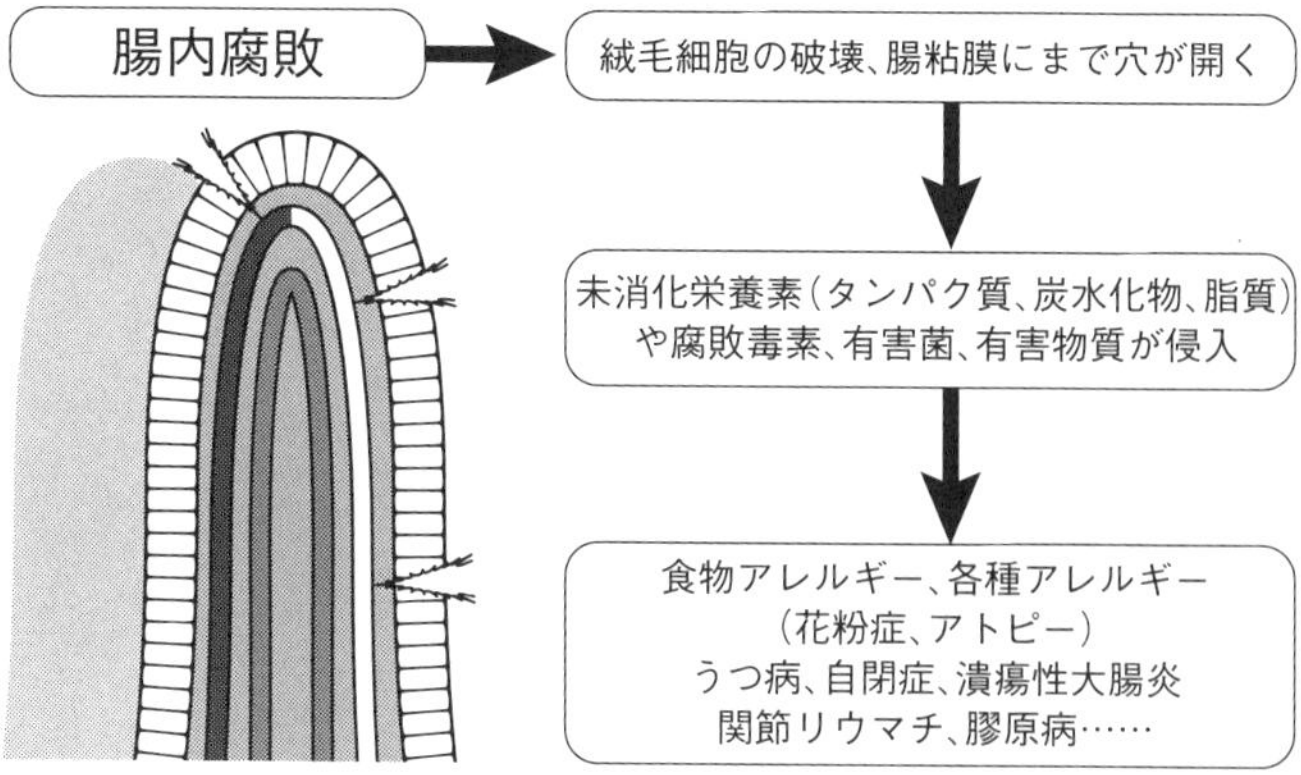
腸内腐敗
絨毛細胞の破壊、腸粘膜にまで穴が開く
未消化栄養素（タンパク質、炭水化物、脂質）
や腐敗毒素、有害菌、有害物質が侵入
食物アレルギー、各種アレルギー
（花粉症、アトピー）
うつ病、自閉症、潰瘍性大腸炎
関節リウマチ、膠原病……

リーキーガット症候群（腸管壁浸漏症候群）

☆若年層でも進む腸内腐敗

新型コロナウイルスの変異種が高齢層だけでなく、若年層にまで広がりを見せていますが、これには腸内腐敗による腸管免疫力の低下が関係していると思われます。

たとえ若い世代でも腸内腐敗が進行すると、増殖した悪玉菌によって大量に発生したアンモニアや硫化水素、アミン、インドール、スカトール、フェノールなどの有毒物質が腸壁に炎症を引き起こします。

小腸の腸壁には、小さく分解され消化されたアミノ酸や糖、脂肪酸、酵素、ビタミン、ミネラルなどの栄養素を血液中へ取り込む絨毛細胞がびっしり存在しています。ところが有害毒素によって腸壁に炎症が生じると、絨毛を形成する絨毛細胞が破壊され、腸粘膜にまで大きな穴が生じてしまいます。そこから病原体や、未消化物の塊、有害毒素、化学物質（食品添加物、農薬……）などの異物がますます侵入して全身に運ばれること（リーキーガット症候群）は、先に述べたとおりです。

腸管の絨毛組織内にはリンパ腺が集合したパイエル板が張り巡らされていて、そこに存在する免疫細胞が外から入ってくる敵を防いでくれます。食べ物アレルギーは、未消化物の塊に免疫細胞が過剰反応して起こる症状で、腸内腐敗が進んでいるほど起こりやすくなります。たとえば、卵の未消化タンパク質に反応するのが〝卵アレルギー〟で、そばの未消化炭水化物に反応するのが〝そばアレルギー〟です。

家庭や保育園、学校、さらには外食で多くの肉や酸化した悪い油、トランス脂肪酸、食品添加物を摂るような食生活が続くと、子どもであっても腸内腐敗が進み、腸管免疫力が年齢相当よりかなり低下してしまうことも起こり得ます。腸年齢が実年齢より20歳も30歳も老化してしまうのです。20代で腸年齢が平均45・7歳、30代で平均51・3歳というデータも報告されています。

一般的に、高齢になると悪玉菌が増加して腸内腐敗が進み、腸管免疫力が低下していく傾向がありますが、今は小中学生でもすでに腸内腐敗がかなり進んでいるのではないかと心配になります。それは、善玉菌が大好きな食物繊維や酵素を大量に含んだ生野菜や海藻、発酵食品、魚（刺身）などが家庭の食事や学校給食で激減しているからです。その一方で、悪玉菌が大好きな肉食が増え、質の悪い油を使った揚げ物や、合成食品添加物を含んだ加工食品が増え続けています。

その結果、悪玉菌が増え腸内環境の悪化が進んでいますが、問題はその結果、腸管免疫力が低下し、全身の免疫システムの機能も低下してしまうことです。

それを防ぐには、善玉の腸内細菌を増やす食生活を心がけることがもっとも大事です。100年前にスペイン風邪によるパンデミックが起こったとき、日本人の死亡率は格段に低かったと述べましたが、その最大の理由も、食物繊維や本物の発酵食品を日常的によく食べていた日本の食生活にあります。その結果、当時の日本人の腸管免疫力は欧米人に比べて高かったのだと思われます。

残念ながら、戦後日本では食生活の欧米化が進み、肉やトランス脂肪酸（悪い油）の多い食事に変わってきました。しかも、作物の栽培に農薬や除草剤が多用され、合成食品添加物の入った食品が増え、石油から合成された医薬品が服用されるようになりました。

これでは腸内環境が悪化し、腸管免疫力は低下するばかり。最近の新型コロナウイルスの変異種に子どもや若者も感染し、症状が出る理由も腸管免疫力の低下にあると思われます。ただし、同じ欧米人でも、米国やヨーロッパのインテリ層や上流階層では変化が起こっています。彼らは肉やトランス脂肪酸、農薬、除草剤、合成食品添加物、医薬品の摂取を極力避けています。しかも、伝統的な日本食に似た食生活を取り入れています。その結果、免疫力が高まり、生活習慣病も減って健康長寿な人が多くなっています。

このことは、同じ米国内でも新型コロナウイルスに感染する人々の分布からも推測できます。また、同じアメリカ大陸でもメキシコの死亡率が9・5％と高いのは、国民全体に肉食が多いことと関係があると考えられます。

新型コロナウイルスがなかなか沈静化しない状況下で、私たち自身がすぐできることは、腸内腐敗を改善する食生活に切り替えて腸管免疫を強化することです。

血管免疫力を強化する

わが国の死亡原因の4割を占め、ダントツ1位なのがガンです。しかし、第2位の心疾患と第4位の脳血管疾患を合わせると、ガンに匹敵する割合になります。この二つは主に

日本の死亡原因の推移

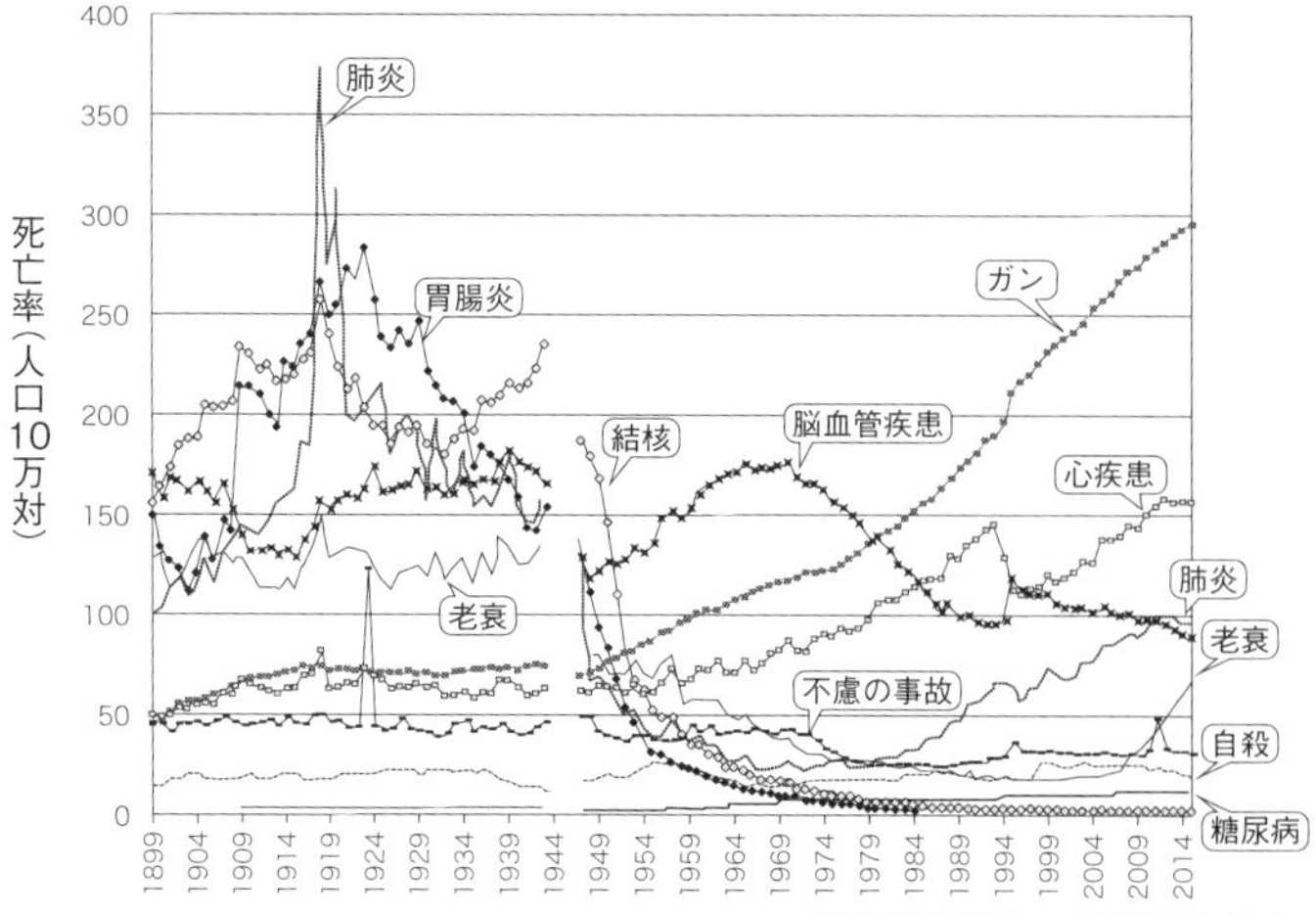

厚生労働省「人口動態調査」より

血管障害で引き起こされます。

糖尿病は約１０００万人いるといわれますが、予備軍を合わせると２３００万人を超えています。中高年の３～４人に１人という異常事態ですが、糖尿病による合併症も血管障害が関係しています。

意外に知られていませんが、慢性腎臓病の患者数はなんと１３３０万人近くにも及び、糖尿病患者数より多くなっています。さらに高血圧は中高年の半数以上ですし、アルツハイマー（認知症）やパーキンソン病患者は年々増加中です。２０２５年にはシルバー世代の５人に１人が認知症になり、７００万人を超えると厚生労働省は推定しています。これらの病気にも関係しているのが血管障害です。

血管障害が起こると、血流が悪くなり、酸素や栄養素が全身の細胞に行き渡らなくなります。また、血液中の免疫細胞が働きにくくなり、侵入してきた細菌やウイルスを補足して攻撃することが難しくなります。その結果、血管免疫力は低下していきます。

血管の内壁には新型コロナウイルスと結合しやすいレセプター（ACE2受容体タンパク質）を持つ細胞が多いため、ウイルスが侵入しやすいと先述しましたが、それでも血管免疫力が正常であれば侵入を防ぐことができます。

しかし、血管免疫力が低下しているとウイルスの侵入を防ぐことは難しくなり、重症化のリスクが高くなります。基礎疾患があると感染しやすいのは血管免疫力の低下も関係していると考えられます。

このように血管障害は生活習慣病だけでなくウイルス感染に対しても深刻な影響がありますが、そもそも血管障害はどのように起こってくるのでしょうか。

その主な原因は炭水化物や白砂糖の摂りすぎによる「糖化（コゲ）」であり、心身にストレスが蓄積するほど発生する活性酸素による「酸化（サビ）」です。それらが血管の老化を促進します。

では、血管の糖化（コゲ）や酸化（サビ）の現象はどのように生じるのでしょうか。炭水化物を摂りすぎる日本人の体内では、糖化現象が起こっています。「糖化」とは、糖質と、血管などの細胞をつくるタンパク質が結合することでＡＧＥ（糖化最終生成物）という物質がつくられる現象です。これが長年続くと血管だけでなく身体のあちこちが「おコゲ状態」になります。

とくに白米、白パン、白麵、パスタ、白砂糖など精製された白色の炭水化物は、食物繊維や他の栄養素をほとんど含まず、まるで糖質だけの固まりです。それが小腸ですぐにブドウ糖に分解され、小腸の絨毛細胞から吸収されて血液中に入ると、急にブドウ糖が増えることにより、血糖値が一気に上昇します。これが糖尿病の直接の原因になります。

過剰なブドウ糖は身体の細胞を構成するタンパク質と結合し糖化します。なかでも真っ先に糖化が進行するのが血管の内壁にある内皮細胞です。内皮細胞で糖化が起こるとＡＧＥ（糖化最終生成物）が発生し、血管の内壁に付着します。

ＡＧＥになったタンパク質やブドウ糖は元に戻ることはなく、血管内壁に付着したＡＧＥは増え続けます。そのために、血管の柔軟さがなくなり、血管が狭くなって血流が悪くなるとともに、周辺の細胞や組織にまで悪影響を及ぼします。

もちろん、血管細胞も新陳代謝をしていますから、新しい細胞が再生されますが、その周期はおよそ13年かかるため、ＡＧＥの増加のほうが速いと、血管のおコゲ状態はどんどん進行していきます。

これをさらに加速させるのが悪玉コレステロールです。これが大量発生すると、ＡＧＥが付着して傷ついた内皮細胞に悪玉コレステロールが入り込み、コブ（プラーク）をつくります。ちなみに、悪玉コレステロールは、精神的ストレスや睡眠不足、肉体の疲労、過度な運動、過食、過度の飲酒、喫煙、動物性脂肪、トランス脂肪酸、医薬品、合成食品添加物などを摂取することで大量に発生する活性酸素がコレステロールを酸化させたものです。

血管に出来たコブは血流の流れを悪くしたり、細い血管を塞いだりして毛細血管はゴースト化（消滅）していきます。こうなると、酸素や栄養分が細胞に届きにくくなり、身体の組織や肌の老化が目立つようになります。

さらに、高血圧が進行すると、血管壁に炎症が生じプラークが破裂して心筋梗塞や脳梗塞、脳卒中、くも膜下出血、脳内出血、不整脈、狭心症、大動脈瘤などを引き起こします。

日本人の直接の死亡原因は、戦前までの長い歴史上では圧倒的に肺炎、胃腸炎、結核な

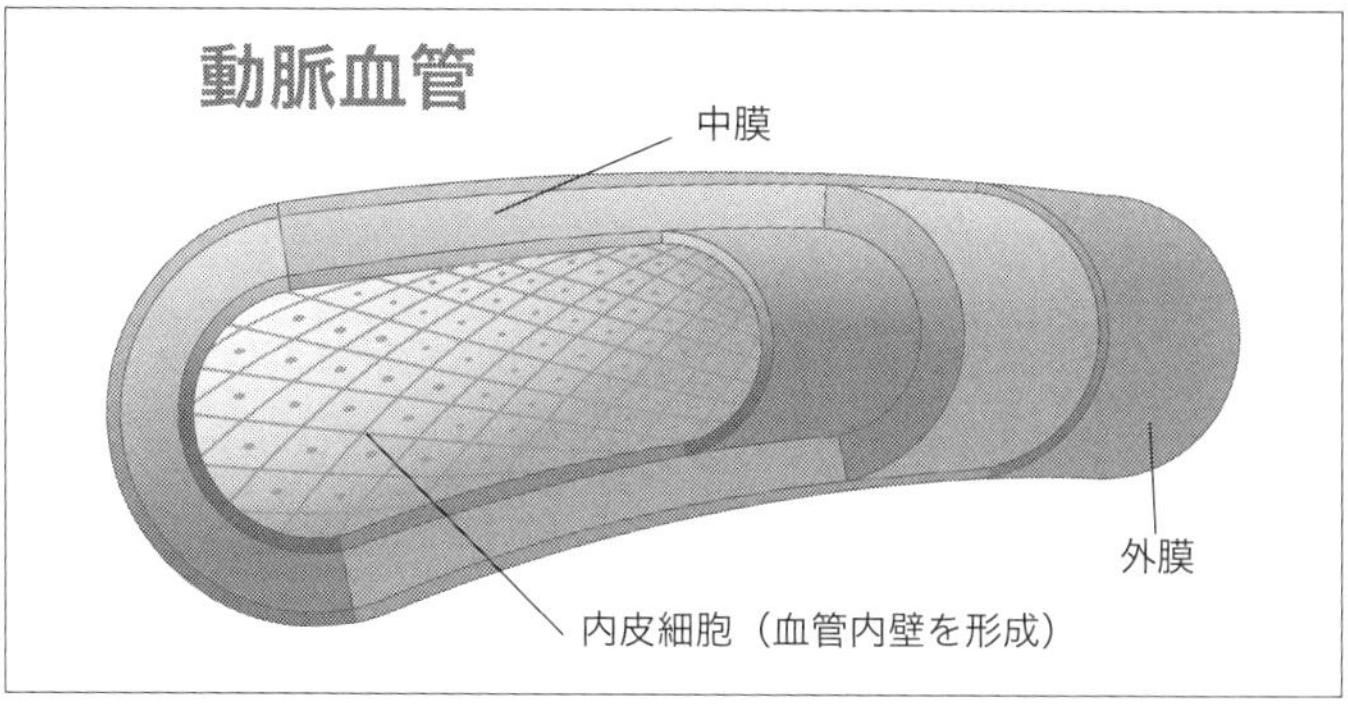
動脈血管
中膜
外膜
内皮細胞（血管内壁を形成）

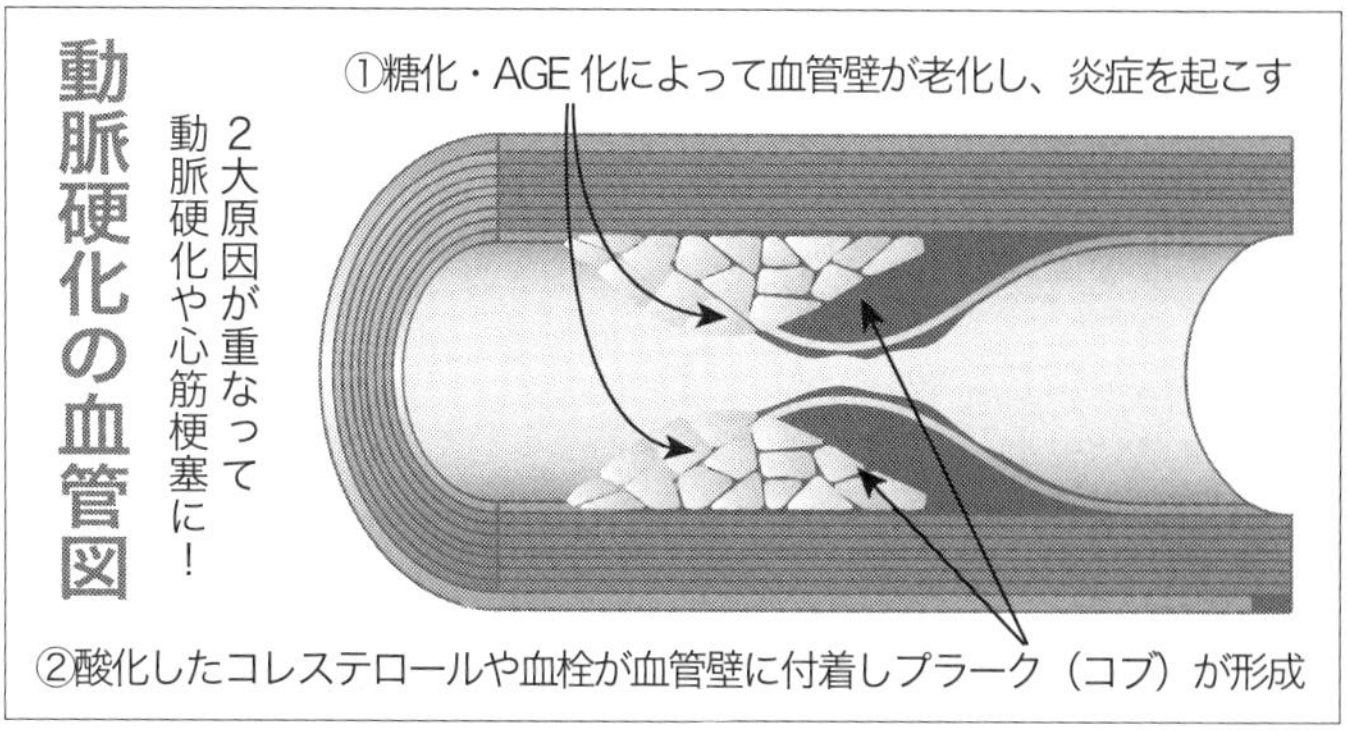
動脈硬化の血管図
2大原因が重なって動脈硬化や心筋梗塞に！
①糖化・AGE化によって血管壁が老化し、炎症を起こす
②酸化したコレステロールや血栓が血管壁に付着しプラーク（コブ）が形成

どウイルスや病原菌などによる感染症が主でした。

幸い、西洋医学の発達で戦後は病原菌による疫病で亡くなるケースは格段に減少しましたが、戦後の経済成長とともに食の欧米化と飽食が進み、戦前まではほとんど見られなかった生活習慣病をもたらしました。

その結果わが国は、ガンが死亡原因の約4割を占める世界一のガン大国になりましたが、同時に

ガンとほぼ同じ割合で死亡原因になっているのが心臓と脳の動脈硬化や血管の破裂などの血管性疾患です。

この疾患が戦後、急激に進行したのは、戦前までの1日2食から戦後1日完全3食になったことと、白米の摂取量が増加したことです。白米だけではありません。うどん、ラーメン、そうめん、冷麦、パン、日本酒などすべてが精製した白い炭水化物です。しかも白砂糖の摂取量も増えて糖化に拍車がかかりました。

また、戦前までほとんどなかった肉食をはじめとする脂質の摂りすぎでトランス脂肪酸が増え、血管の老化と血液のドロドロ化が日常化しました。また、社会の複雑化で精神的ストレスが増加したことと、石油から化学合成された医薬品、農薬、食品添加物、日常生活用品に含まれる合成界面活性剤などが体内に蓄積されて肉体的ストレスも増加したことで活性酸素が大量発生し、身体の酸化（サビ）に拍車がかかりました。これらの化学物質はガンの最大の直接原因であるとともに、血管性疾患の原因にもなっています。

新型コロナウイルスの感染拡大で、改めて免疫力が注目されていますが、その一つとして血管免疫力を強化することも大事です。それには、この免疫力を低下させる血管性疾患を防ぎ、血管の若返りをはかる必要があります。そのポイントは、精製した白い炭水化物の摂り過ぎによる「糖化」と、精神的ストレスや肉体的ストレスで増加する活性酸素による「酸化」を減らすことです。

血管を若返らせる実践法

血管を若返らせるために、実際にはどのようにすればいいのか。私がこれまで自ら実践してきたことを中心に紹介します。

☆正しく炭水化物を摂る

食事をすることで血液中にブドウ糖がもっとも多くなるのが食後30分から1時間くらいの間です。とくに、純粋な炭水化物である白米や白いパン、白麺、パスタなどを多く摂っているときほど顕著です。日本人の場合は白米を摂りすぎているために、余分なブドウ糖が体内のタンパク質と結合して糖化し、細胞を劣化させます。

ですから日本人の場合、糖化を防ぐいちばんの解決策は、白米を止めて玄米食に切り替えることです。玄米には、白米に精製したときに削ぎ落してしまった胚芽糖と糠の中に食物繊維やミネラル、ビタミン、酵素、抗酸化物質（フィトケミカル）、脂質、タンパク質などが豊富に含まれています。そのうえ、大地から吸収した生命エネルギーが大量に含まれています。

しかも、玄米は白米と違い、分解されて消化されるまで時間がかかるので、含まれる糖分によって血糖値が急激に上昇するのが抑えられ、糖化のリスクが低くなります。

ちなみに、玄米を炊く場合に注意してほしいことがあります。玄米にはアブシジン酸（発芽抑制因子）やフィチン酸（ミネラルと結合して排出する化合物）が含まれています。これらは炊く前に除去したほうが良いので、水に17時間以上玄米を浸けておくことがおすすめです。その後、水を捨て新しい水に替えて炊くと、発芽玄米ご飯となります。

また、いくら玄米が良いからといって食べすぎないことです。健康指向の食材を精製せずに丸ごと食べるマクロビオティックという玄米菜食法がありますが、そうした食事法を熱心に行なっている方に共通してよく見られる現象があります。それは、若々しさがなくなり、とくに顔や肌が少し黒ずんでくることです。

その理由の一つは、野菜をすべて加熱して食べることにあると思われます。それでは、生きた酵素が破壊され、せっかく野菜を食べてもその良い部分を摂り込むことができなくなります。もう一つは、朝昼夕と3食玄米を食べることでミネラルを摂りすぎたり、過剰に体内に入ったアブシジン酸やフィチン酸が腎臓に負担をかけたりするため腎臓機能が低下することにあると思われます。

また、玄米であっても、朝昼夕と3食ですと炭水化物の摂りすぎになります。玄米は白米ほど食べなくても満腹感が得られますから、少食にすることがおすすめです。

☆ミトコンドリアを活性化させる

次に、血管を若返らせるために行なってほしいのがミトコンドリア(細胞内でエネルギーをつくる器官)を活性化させることです。それによって血管の細胞を若返らせることができます。その秘訣を8つにまとめておきます。

①少食にする

私がアスリートレベルの細身筋肉質で、疲れ知らずのタフな肉体を持つに至った理由の一つは、1日1食を続けることで血管が若返ったからだと考えています。

また、1日1食を続けることで細胞内に100個から4000個存在するミトコンドリアが活性化し、そのことが長寿遺伝子サーチュインのスイッチオンにつながったと考えられます。

少食にすることで、細胞内でエネルギーをつくる「ミトコンドリア系エンジン」の働きが全開になり、少ない食事で大量のエネルギーをつくれる身体になりました。

じつは、私の49歳時の体脂肪率は27％で、脂肪量は20数kgありました。これではいけないと気づき、ミトコンドリアを活性化するために食生活を改善し、有効な筋力トレーニングに取り組みました。その結果、10年後には体脂肪率が10％になり、脂肪量がわずか６kgにまで減りました。

ミトコンドリアが活性化するにつれて、それまで内臓脂肪や皮下脂肪として蓄えられていた中性脂肪はブドウ糖に変換されエネルギー化されて、体脂肪率の減少が加速し、ダイエット効果も高まりました。いろいろなダイエット法がありますが、この体験から、年月をかけて少食を続ければ、確実に健康的なダイエットができることを知りました。

15年後には体脂肪率が６・２％で、脂肪量は３・８kgになり、筋肉量は足腰中心に格段に増加しました。

このようにミトコンドリアを活性化させるには少食が第一条件ですが、同時に実践することでさらに活性化できることがいくつかあります。

②丹田呼吸を身につける

ミトコンドリアは、細胞内で酸素を利用してエネルギーをつくり出すため、酸素がなくては活動できません。たとえば心臓や脳は昼夜休みなく働いているため、他の器官より多くのエネルギーを必要とします。そのため細胞内に存在するミトコンドリアは他の器官の細胞より多く、細胞1個あたり3000から4000個です。その分たくさんの酸素を必要としますが、もし供給されないとミトコンドリアはエネルギーをつくることができず、すぐに心臓停止や脳死になります。

本書のメインテーマである丹田呼吸が身につくと、日常の呼吸が深くなり、より少ない呼吸回数でより大量の酸素を肺に取り込むことができます。その酸素が血液を通して全身に運ばれ、細胞内のミトコンドリアに供給されます。もちろん、心臓や脳のミトコンドリアにも供給されます。

拙著『52歳で折返し120歳で現役　丹田発声・呼吸法で医者要らず』で紹介しましたが、丹田発声・呼吸法によって丹田呼吸が身につくと、私の平素の呼吸はどんどん深くなり、呼吸回数は普通の人の半分以下に。その結果、酸素をたっぷり取り込むことができ、全身の細胞のミトコンドリアが活性化していることを身体の変化で実感できました。

③水素を多く摂り入れる

少し専門的になりますが、ミトコンドリアがエネルギーをつくる過程には「解糖系」と「クエン酸回路」と「電子伝達系」と呼ばれる3つの流れがあります。このなかの「クエン酸回路」は、電子がなくては活動しません。この電子は、ポリフェノールやベータカロチンといった抗酸化物質（フィトケミカル）に多く含まれている水素原子から供給されます。

体内に摂り込むことができる水素原子は、野菜や果物の皮に近いところに存在する抗酸化物質に、より多く含まれています。ですから、野菜や果物はできるだけ皮ごと食べるほうが水素原子の供給につながり、それがミトコンドリアの活性化につながります。

④珪素を多く摂り入れる

ミトコンドリアのクエン酸回路に必要な電子を供給するには、珪素を多く含む食品を摂ることもおすすめです。珪素は14個の電子を持っていますが、そのうちの自由電子4個をクエン酸回路に与えることができるからです。水素原子が持つ電子は1個ですから、珪素はそれよりはるかにミトコンドリの活性化には効果的です。

珪素が多く含まれている食べ物としては、よもぎ、すぎな、イタドリなど自然界の野草や山菜、山奥の木の実や新芽などを挙げることができます。

⑤酵素を多く摂り入れる

ミトコンドリアの活動には代謝酵素が触媒として必要不可欠です。代謝酵素はすでに発見されているだけでも5000種類以上ありますが、これらをできるだけ体内に多く摂り入れるには野菜や果物、発酵食品を多く摂ることがおすすめです。

⑥補酵素を多く摂り入れる

ミネラルやビタミンには代謝酵素を補佐する働きがあり、補酵素とも呼ばれています。できるだけ、ミネラルやビタミンを豊富に含む食品を摂るようにしましょう。

⑦手作り酵素を摂る

山奥の野草や無農薬果物などで作る手作り酵素は酵素、補酵素（ミネラル、ビタミン）、抗酸化物質、珪素を同時に大量に含んでいて、ミトコンドリアをきわめて効率的に活性化させます。市販の酵素は残念ながら、厚労省の熱殺菌法によって加熱されるため、せっかくの酵素が破壊されます。

手作り酵素は生きたまま酵素を摂ることができ、消化の負担がほとんどないため空腹時に飲めば小腸から即、酵素が吸収されて全身細胞へ行き渡り、ミトコンドリアがダイレクトに活性化されます。食後に飲めば、消化酵素としても働き、食べた物の消化を促進しますし、腸内の善玉菌が増加して腸内環境も良くなります。

⑧有酸素運動を行なう

身体全体のミトコンドリアを増やすには、有酸素運動によってミトコンドリアが多い細胞でできている筋肉を増やすのが効果的です。とくに、丹田呼吸とともに足腰や肩甲骨の有酸素筋力トレーニングを行なうことがおすすめです。

それによって、炭水化物の摂取量を少なくしながら、より多くのエネルギーを生み出すことができます。同時に、長寿遺伝子をスイッチオンにし、タンパク質が糖化されるＡＧＥ化を防ぎ、さらに活性酸素の大量発生による酸化も防ぎます。

ミトコンドリアに関する詳しい情報は拙著『常識が変わる２００歳長寿！　若返り食生活法』『52歳で折返し１２０歳で現役　丹田発声・呼吸法で医者要らず』（共にコスモ21刊）でも紹介しています。

☆悪玉コレステロールを発生させる脂肪分を摂らない

血管を若返らせるには脂肪分の摂り方も重要です。血管の細胞も含めて全身の細胞を保護している細胞膜は６割が脂質で、４割がタンパク質で構成されています。細胞膜に脂質

[悪い脂質]

①酸化した悪い油

マーガリン、高温の油で揚げたファーストフードやジャンクフード、コンビニ食、スーパーなどの揚げ物

②オメガ6であるリノール酸

スーパーで売っているサラダ油（調理油）
お中元やお歳暮にもよく使われる。

③動物性脂質

[良い脂質]

①オメガ3のα-リノレン酸

α-リノレン酸は植物由来のオメガ３脂肪酸で、主に亜麻仁油やエゴマ油、シソ油に多く含まれる。ただし、熱に弱いため、生で飲むかサラダにかけて食べる。もし加熱したらトランス脂肪酸のように悪い脂質になる。

②背の青い魚のＤＨＡ、ＥＰＡ

青魚（かつお、さば、さんま、いわし、あじ、まぐろ）のＤＨＡ、ＥＰＡもオメガ３脂肪酸である。特に若々しい神経細胞の細胞膜の脂質として利用されるため、頭が良くなる脂質として知られている。また、血管の細胞膜を柔軟で丈夫にする。
ただし、まぐろは水銀が大量に含まれているため、なるべく控える。

が多いのは、細胞内の水分や成分が外へ漏れないようにするためと、細胞外から水溶性のものが入り込めないようにするためです。

そのため、細胞膜の働きには脂質がとても重要な役割をしているのです。ですから、どんな脂質を含んだ食品を摂るかが重要になります。表に、細胞膜の機能を低下させる脂質（悪い脂質）と、細胞膜の機能を高める脂質（良い脂質）をまとめておきますので参考にしてみてください。

☆ＡＧＥを大量に含んだ加工食品や高温加熱調理した食品は避ける

炭水化物を摂りすぎると、体内でタンパク質とブドウ糖が結合してＡＧＥ（糖化最終生成物）が確実に増えていきます。このＡＧＥ化が血管で起こると、血管は柔軟性を失い老化します。

ＡＧＥが体内で増える原因は、炭水化物の摂りすぎだけではありません。すでにＡＧＥを含んでいる食べ物を多く摂ることや、調理の仕方によって食材にＡＧＥが増えてしまうケースも多くあります。

たとえば、肉類や糖質の多い食材を高温で加熱調理した食品にはＡＧＥが大量に含まれています。その代表的な食品が、フランクフルトソーセージやベーコンなどの加工食品です。また、フライドポテトやポテトチップスもＡＧＥを大量に含んでいます。じゃがいもやとうもろこしなど糖質を多く含む材料を１７０度から２００度の高温で揚げたり、オーブンや窯の中で３００度近い高温で焼いたりするとＡＧＥが急激に増加するからです。

さらにフライドポテトやポテトチップスには、１００種類以上あるＡＧＥのなかでも最悪のガン物質といわれる「アクリルアミド」も含まれています。

ちなみに、１００度程度で揚げると、比較的にＡＧＥの量の増加は少なくて済みます。

焼き魚の黒いおこげは発ガン性があるといわれますが、高温で焼くことでAGEが増加します。ですから、魚はお刺身として生で食べるのがおすすめです。これですとAGEはまったくないですし、酵素も生きているため理想的な食べ方です。発酵食品文化と併せ、日本人の昔ながらの知恵です。

魚は、刺身以外に「煮る」「蒸す」「ゆでる」方法があります。これですと100度を超えないのでAGEの発生が少なくて済みます。

ジャンクフードやファーストフード、コンビニやスーパーの弁当や総菜（ソーセージ、ベーコン、揚げ物……）などは、美味しそうな茶褐色に焼き色がついていますが、これにもAGEが大量に入っています。焼きすぎのトーストにもAGEが多く入っています。

血管を若返らせ、血管免疫の働きの低下を防ぐには、このようにして体内でAGEが増えるのを抑制することも大切です。AGEを大量に含んだ加工食品や、高温加熱調理によってAGEが増大した食品をできるだけ避けるようにしてください。

肺の免疫力を強化する

空気中の病原性ウイルス（風邪、インフルエンザ、新型コロナウイルス）や細菌、カビ菌の胞子、花粉、ホコリ、化学物質などの病原体が私たちの身体に侵入する場合、普通は鼻から吸い込みます。その後、鼻腔→喉→気道→肺の気管支→肺の肺胞の順で侵入していきます。

このとき、免疫システムはそれを阻止しようとします。まず機能するのは、鼻腔内の鼻毛と、鼻粘膜に存在する免疫細胞です。それを突破して奥に侵入された場合、次は上咽頭（喉の上部）の扁桃リンパ組織に存在する免疫細胞が対応します。それも突破されると、気道粘膜で免疫細胞が待ち構え、肺の肺胞では免疫細胞のなかでもっとも大きな貪食細胞のマクロファージが待ち構えています。これらが、鼻から侵入し肺に入り込もうとする病原体と戦う免疫システムです。

この鼻から肺に至る部位のなかで、今回の新型コロナウイルスと結合しやすいレセプターを持つ細胞がもっとも多く存在するのが上咽頭です。ですから、この部位に存在する免疫細胞の力が弱くなるほど、感染リスクが高くなります。

とくに「口呼吸」していると、ウイルスは鼻腔の免疫システムを通過せず、直接、上咽頭に侵入してきます。冬などの乾燥期にはウイルスが上咽頭の免疫システムを素通りして、ダイレクトに気道から肺の気管支や肺胞に侵入してくる場合もあります。

鼻、口から肺につながる構造

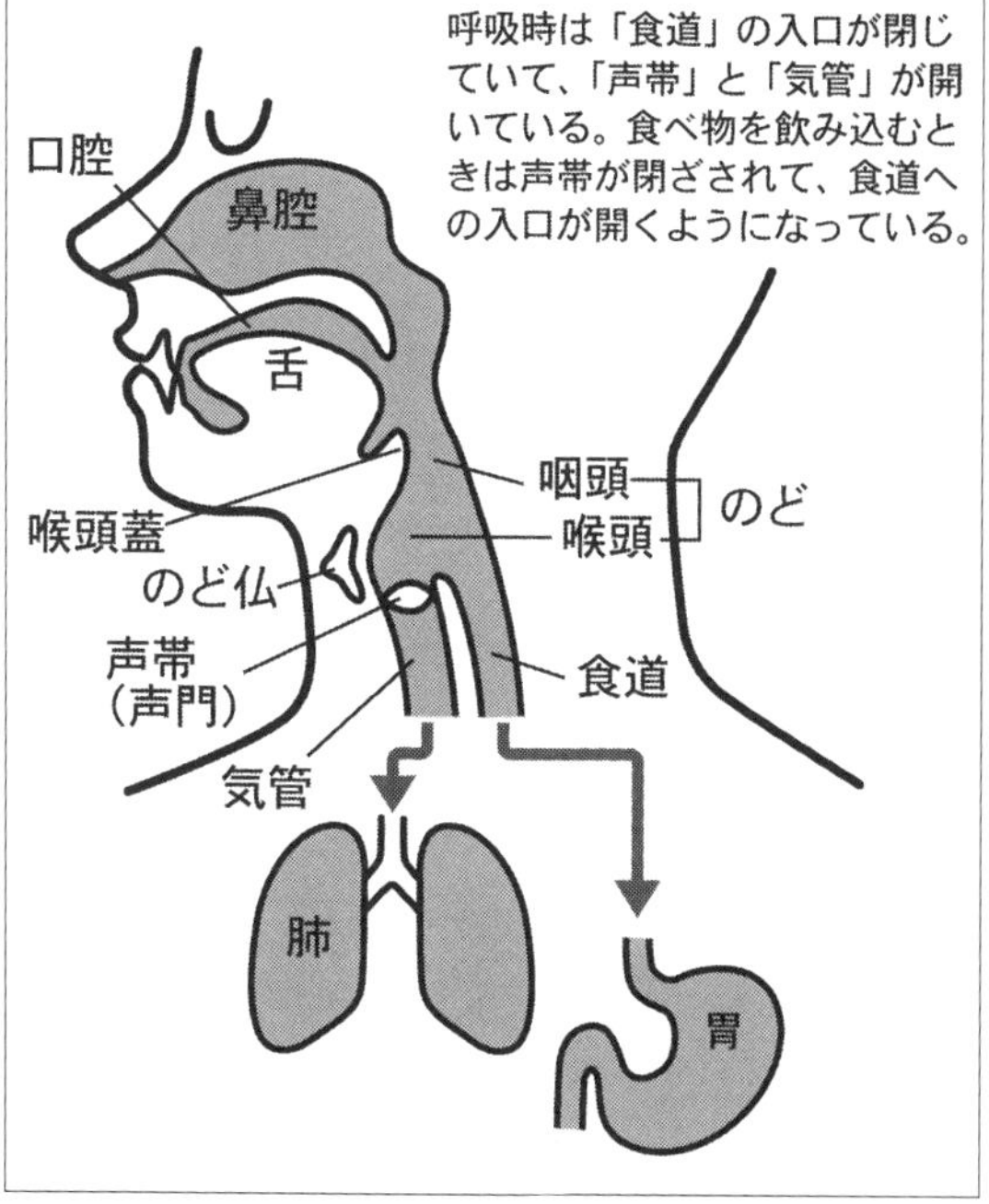
呼吸時は「食道」の入口が閉じていて、「声帯」と「気管」が開いている。食べ物を飲み込むときは声帯が閉ざされて、食道への入口が開くようになっている。
口腔
鼻腔
舌
咽頭
喉頭
のど
喉頭蓋
のど仏
声帯
（声門）
食道
気管
肺
胃

一般に肺炎には、肺胞性肺炎と間質性肺炎があります。肺胞性肺炎は、免疫細胞が肺胞に侵入した病原体と戦うことで起こる炎症です。間質性肺炎は、肺の間質（肺胞の壁や肺胞を取り囲んで支えている組織）を中心に生じる血流障害によって起きる病気で、肺活量が低下して酸素の吸収効率が悪くなり、息苦しさや咳などの症状が出ること、ひどくなると呼吸不全に陥ることがわかっています。

タバコを多く吸っていると、肺胞にタールやニコチンが付着し、大量の活性酸素を発生させます。それにより免疫細胞の働きが悪くなり、肺が酸化（老化）しやすくなります。また、肺気腫や肺ガンを患っている場合は、さらに肺の免疫力低下の可能性が高まります。

２０１１年から日本人の死亡原因の第３位に肺炎が浮上してきました。それまでは長い間、第１位がガン、第２位が心筋梗塞などの心臓疾患、第３位が脳卒中や脳梗塞などの脳血管疾患でした。この第３位に肺炎による死が浮上し、今も増加し続けています。

その最大の原因は高齢者に増えてきた誤嚥性肺炎です。食事中に飲み物や食べ物が食道ではなく、誤って気管の方へ入ってしまうことで炎症を起こし、さらに病原体も肺に侵入して肺炎につながります。高齢者の肺炎の70％以上にこの誤嚥が関係しているといわれます。

誤嚥しても、免疫力が高いと肺炎に至りませんが、免疫力が低下していると誤嚥性肺炎を起こしやすくなります。そもそも、なぜ高齢者に誤嚥が多いのかといえば、喉仏を吊り下げている筋肉や腱が衰えて、飲み込む力が弱まっているからです。そのうえ、呼吸が浅く、呼吸回数が1分間に20回以上で肺活量が低下している場合は、とくに誤嚥しやすくなります。ちなみに、若い人でも口呼吸をしていると誤嚥しやすくなります。

誤嚥を防ぐにはまず、喉の筋肉を強化することです。これによって喉仏の位置を元の状態へ上げていきます。そのために効果的なのが丹田発声によって丹田呼吸を身につけることです。それと合わせて、「あいうべえぇ～」と発声しながら舌や口周辺の筋肉（口輪筋）を鍛えたり、脳幹トレーニングで喉の筋肉を強化したりします。詳しくは、PartⅡで解説します。

口呼吸は、高齢者に限らず若い人にも多く見られます。口呼吸になってしまう原因は、主に舌筋（舌の筋肉）の衰えからきていますので、舌筋を鍛えることで改善できます。そのためにも、丹田発声や「あいうべえぇ～」体操が効果的です。

こうしたトレーニング以外に、鼻腔、上咽頭、気道、肺などの免疫システムを活性化する助けになるものがあります。それは、日本列島のみに自生する檜科樹木の香り精油（樹液）です。詳しくはPartⅢで述べますが、その3大特性は、「フィトンチッド効果」と「原始ソマチッド効果」と「アロマテラピー効果」です。

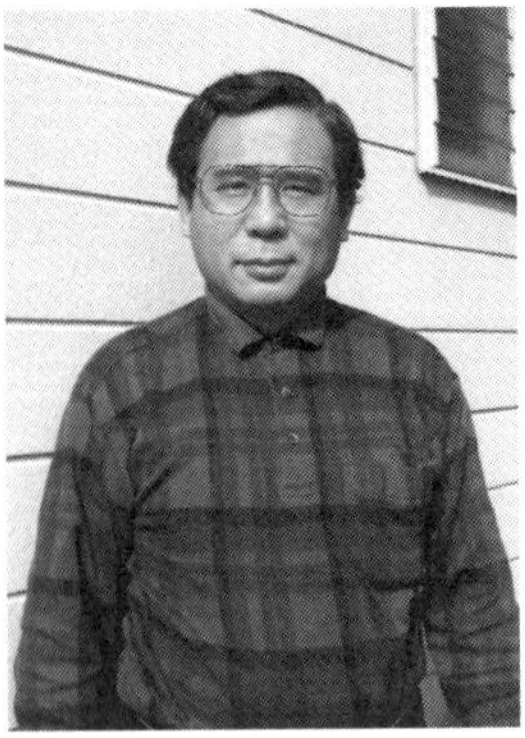

49歳当時の著者

第3章 短期間ですべての基礎疾患（生活習慣病）を解消し免疫力をアップ

運動と食事改善を徹底！

先述しましたように、21年前までの私は典型的なメタボ体型で生活習慣病をいくつも抱えていました。

今でこそ、本業の能力開発以外に予防医学やセルフケア医学、若返り食生活法、肉体の若返り筋力トレーニング法、丹田発声・呼吸法など多岐に渡る健康指導を行ない、セミナーや講演、執筆も行なっていますが、50歳直前までは、私自身の生命に赤信号が点滅していたのです。

おそらく、血管年齢も腸年齢も70代以上に老化していたのでしょう。たとえば、血圧は上が160、下が100の高血圧でした。身体が冷えたり、徹夜に近い仕事をしたりした翌朝は、上の血圧が190台で後頭部がズキンズキンし、治るまで半日や1日寝込むこともしばしばでした。狭心症で夜中に胸が急に重くなり、突然目が覚めるといったことも月に何回となくありました。いつ心筋梗塞で倒れてもおかしくない状態だったのです。

そのうえ、腎臓のクレアチニン値が高く、視力は0・3で飛蚊症も少しありました。糖尿病とまでは診断されていませんが、毛細血管が多い臓器や組織の老化は明らかに進行していたと思われます。腸内腐敗も進み、腸から毒物や腐敗物質が漏れ出すリーキーガット症候群レベルになっていたようです。

このままでは「死ぬ!」と思った私は、意を決して、自分の肉体改造に取り組み始めました。幸い、本業の能力開発や潜在能力開発のおかげで宇宙からのインスピレーションを受け取っていましたから、それに従って1年間、徹底した筋力トレーニングに取り組んだところ、標準体型を回復することができました。

また、私の身体が危機的状態になったのは運動不足だけが問題だったわけではありませ

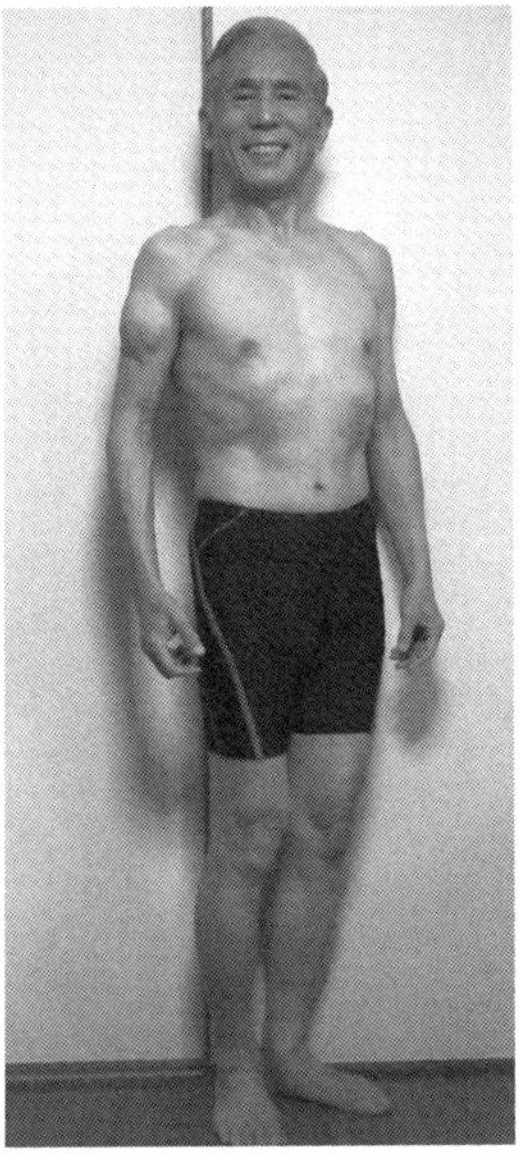

筋トレと食の改善後の著者

ん。もっと大きな問題は食生活にありました。そこで2年目からは、本格的に食の改善にも取り組みました。

それから13年後には、血管年齢も腸年齢も30代にまで若返っています。血圧は上が１２０、下が70の正常値で、スポーツクラブで1時間半トレーニングした後の血圧は上が１００を切り、下は50を切ってフラッとしたことさえありました。

当然、狭心症も偏頭痛もまったくなくなり、健康診断では全ての数値が正常になっています。元々あった花粉症は完全に消え、目は近視も乱視も治り、視力は１・２まで回復。遠くも近くもよく見えた20歳頃の視力を取り戻しました。49歳頃、気になっていた耳鳴りもまったくなくなっています。

じつは、血管の内皮細胞が１００%新陳代謝し、入れ替わるのには13年かかります。私が肉体改造に取り組んだ13年間は、まさにこの13年間だったのです。

49歳までの私の食生活でもっとも大きな問題は、精製（精白）した炭水化物の摂りすぎにありました。

・朝昼夕の主食である白米の摂りすぎ
・白米でないときの主食であるうどん、冷麦、そうめん、白パンなどの摂りすぎ
・出張や仕事先でラーメンなどの摂りすぎ
・和菓子や小豆、あんこなど白砂糖食品の摂りすぎ

お酒がまったく飲めないかわりに、食事で当たり前のように炭水化物を多く摂っていたのです。それでも、毎日、それなりの運動をしていれば、ある程度炭水化物を燃焼していたでしょうが、毎晩1時頃まで仕事をし、運動をまったくしていませんでした。

そんな生活を20年近く続けていたため、当然の結果として私の身体には内臓脂肪と皮下脂肪が溜まり、体脂肪率27％のメタボ体型になっていました。さらに、細胞膜のタンパク質に糖がくっつく糖化が血管壁の内皮細胞でどんどん進んでいました。その一部は血管細胞のＡＧＥ化を進行させ、血管は硬くなり、血液の流れが悪くなって高血圧になっていたのです。

誰でも、当時の私のように運動もせず、精製した炭水化物や甘い食品を多く摂っていれ

ば糖尿病になります。ところが、私が糖尿病にならなかったのは、生きがいと使命感に満ちた仕事で精神的ストレスがほとんどなかったからだと思います。もし、大きなストレスまで抱えていたら、自律神経のバランスが崩れ、糖尿病に進行していたはずです。

当時は、肉も揚げ物も人並みかそれ以上に食べていました。全国の若手経営者教育や能力開発教育が私の仕事で、年半分はホテル住まいと外食でした。外食ではどうしても揚げ物や油物が多いので、身体に悪い脂質も少なからず摂っていました。当時、頻繁にあったジージーと聞こえる耳鳴りや偏頭痛は、脳の血流が悪くなっていたことを表わしていたのだと思います。

血管と腸を若返らせた食生活の改善

49歳から、私がどんなふうに食生活の改善に取り組んできたのか、ご参考までに紹介します。そのいくつかは、すでに既刊本で述べていますが、ここではもっと体系的にまとめて説明します。

①炭水化物は摂取量を減らし白米から玄米へ切り替えた

最初に主食を白米から玄米に切り替えました。うどんや冷麦、そうめんなどの麵類はすべて全粒（未精製）に替えました。パンも白パンから全粒粉パンや玄米パンに替えました。つまり、主食の炭水化物は、すべて未精製の全粒に切り替えたわけです。もちろん、どれも無農薬栽培のものです。

その理由は、白米やうどん、白パンなどの精製した穀類は食物繊維、ミネラル、ビタミン、酵素、タンパク質、脂質、抗酸化物質、生命エネルギーなど炭水化物以外の栄養素が全て削り取られて、ほとんど炭水化物だけの状態だからです。その分、食べるとブドウ糖に分解され、血液中に大量のブドウ糖があふれ、血管の老化をはじめ身体に害をもたらします。主なマイナス面は次の3つです。

(i)甘くて美味しいから、つい多く食べてしまう

食べすぎた炭水化物は肝臓で脂肪に変換され、内臓脂肪や皮下脂肪に蓄積されて肥満やメタボの原因となる。

(ii)血管性疾患を招く原因となる

ブドウ糖や糖質が小腸から急激に吸収されるため、血液中の血糖値が一気に高まる。そ

の結果、血管壁の内皮細胞の糖化（コゲ）が進み、血管が老化するため、脳梗塞や心筋梗塞など血管性疾患を招く原因となる。

(iii)糖尿病が進行する原因となる

血糖値が高い状態が続くと糖尿病が進行し、3大合併症（糖尿病性網膜症、糖尿病性腎症、神経障害）を招く。

これらのマイナス面が、主食を精製された穀類から、玄米をはじめ未精製の穀類にすることで解消されるのです。主な理由は次の3つです。

(i)多くは食べられない

一度にそれほど食べなくても満足感があるため、食べすぎることはない。その結果、肥満にならない。

(ii)消化吸収に時間がかかり、血糖値は急上昇せず、血管細胞の糖化による老化が進まない。

(iii)ミネラル、ビタミン、酵素、食物繊維、アミノ酸、脂肪酸など豊富な栄養素を同時に摂取できる。

現在の私の炭水化物に関する食事内容は、20穀米（玄米、黒米、赤米、押し麦、ライ麦、小豆、大豆、黒豆、栗、きび、ひえ、アマランス……）をお茶碗に半分です。そのうえ、一日の食事は朝食と昼食は摂らず、夕食のみの一食です。

②タンパク質は肉、牛乳を一切止め、大豆や魚、卵に切り替えた

タンパク質源は、それまで取っていた牛、豚、鶏の肉や牛乳を一切止め、豆腐や納豆などの大豆食品と魚介類、平飼い卵に完全に切り替えました。ただし、無添加のチーズは発酵食品なので食べます。お肉は腸内の悪玉菌の最大の餌となり、腸内腐敗を引き起こし、腸管免疫力を低下させる原因となります。

動物性タンパク質である牛乳については、ほとんどの日本人の場合、牛乳の乳糖を分解する酵素が5歳を過ぎたら体内でつくられません。ですから、牛乳の代わりに豆乳を飲むようにしました。

じつは肉を止めたのには他の理由もあります。肉には腸内の善玉菌の餌となる食物繊維がほとんど含まれていないからです。しかも肉の脂分は、体温の低い人間の腸内でドロドロになって腸壁にへばりつき、宿便の原因となって腸を汚す大きな原因となります。その

うえ、肉の脂分は血液もドロドロにして血栓や血流障害の原因にもなります。

私の体験では、肉や揚げ物を止めたら顔の吹き出物やシミ、クスミ、肌荒れがなくなり、加齢臭と間違われた体臭も消えました。

③オメガ6のサラダ油（調理油）とトランス脂肪酸を一切止め、オメガ3の油に切り替えた

サラダ油は一時期お中元、お歳暮の主役だったこともありますし、家庭や飲食店で使われる油のほとんどはサラダ油（調理油）です。この油はリノール酸のオメガ6です。オメガ6を多く摂りすぎると、この脂質が炎症を生じやすい細胞膜をつくります。つまり、血管の内皮細胞の細胞膜や脳細胞などの神経細胞も老化や炎症を引き起こしやすくなります。

エゴマ油やアマニ油、シソ油などに多く含まれるα-リノレン酸（不飽和脂肪酸）はオメガ3系脂肪酸で、炎症を引き起こしにくい安定した細胞膜をつくります。

基本的にはオメガ3系脂肪酸もオメガ6系脂肪酸もオメガ9系脂肪酸もすべて身体に必要な脂肪酸ですが、バランス良く摂る必要があります。ところが戦後の日本人は、オメガ6系脂肪酸を桁違いなほど大量に摂りすぎています。

戦前までの日本人は、アマニ油（麻の実が原料）や菜種油を主に摂っていました。ところが戦後は、米国によってわが国の麻の栽培が禁止されたため、国内でアマニ油は作れず、安価なリノール酸のサラダ油が主流になってしまいました。

菜種油やオリーブ油などのオメガ9系脂肪酸に含まれるオレイン酸は、人体内でつくれますが、オメガ3系脂肪酸とオメガ6系脂肪酸は、人体内ではつくれないので外から食事で摂る必要があります。

日本人にとくに不足しているオメガ3を多く摂れば（1日小さじ1杯）、細胞膜が安定し、炎症を引き起こしにくくなります。その結果、血管や腸の状態は良くなります。

私自ら、人体実験してみたことがあります。油を一切摂らず過ごしてみたのです。すると、冬場は肌がカサカサになり、痒くてたまらなくなりました。そこでエゴマ油やアマニ油、青魚の刺身などのどれかを毎日摂るようにしたところ、徐々に肌のカサカサがなくなり、肌ツヤが良くなり、冬場の肌のかゆみも解消しました。

ミスユニバースに参加する女性や女優がオメガ3系脂肪酸を多く含む油を生で毎日小さじ一杯以上飲んでいるという話はよく知られています。

オメガ3系脂肪酸は、熱に弱いため、生野菜サラダにかけるか直接飲むことがコツです。

また、血管を若返らせるためにも、とくに必要です。

オメガ6以上に悪いのはトランス脂肪酸を含む酸化した油です。マクドナルドやケンタッキー・フライド・チキンをはじめ、ジャンクフード、ファーストフード、コンビニやスーパーの揚げ物、スナック菓子（揚げ物）などに含まれる油はトランス脂肪酸を多く含んでいます。

こうした油が体内に入ると、胃炎や腸内環境悪化の原因になります。トランス脂肪酸を多く含むマーガリンも良くありません。現在、マーガリンを生産し、販売しているのは世界で日本のみです。米国でさえ、発ガン性があるとして生産されていません。

欧米で新型コロナウイルスの感染率や重症化率が高い理由の一つとして考えられるのは、長い間トランス脂肪酸を摂りすぎてきたことです。しかし、さすがに欧米のインテリ層や富裕層は、30〜40年前からそのことに気づき、それ以来摂らなくなっています。

残念ながら、欧米のインテリ層や富裕層と英語で交流する機会の少ない日本人は一部の人々しか、そのことを知りません。ただし、今回の新型コロナウイルスをきっかけに気づく人たちが増えてきています、

④無農薬野菜サラダや発酵食品、海藻をグーンと増やした！

私は、以前から野菜は人並みには摂っていました。しかし、ほとんどは加熱料理でした。せっかく野菜に生きた酵素が含まれていても、料理で加熱してしまうと酵素がすべて破壊されてしまいます。そのことに気づき、生で食べられる野菜はなるべくサラダとして食べることにしました。食物酵素を多く含んでいる野菜をできるだけ生で食べれば、食物繊維とともに酵素を生きたまま摂り込むことができます。そのうえ、生命エネルギーも多く摂れます。

また、酵素をより多く摂るために納豆やキムチ、糠漬け、浅漬けなど、食品添加物や調味料（アミノ酸等）などの化学物質が入っていない本物の酵素食品を増やしました。

食物繊維やミネラルを多く摂るために、ワカメや昆布などの海藻類も必ず毎日摂るようにしました。食物繊維は腸をきれいにお掃除してくれますし、腸内の善玉菌を増やしてくれます。すりゴマも毎日たくさん摂りました。これはミネラル、ビタミンが多く含まれているからです。

幸い、田舎の父母が無農薬野菜を作っていました。スーパーの野菜よりミネラルやビタミンが豊富に含まれています。残念ながら、店頭の野菜は化学肥料や農薬の使い過ぎでミネラルやビタミンが戦前の10分の1以下に減少しているともいわれています。せっかく野菜を食べても、ミネラルやビタミンの不足を補うことができない状態になっているのです。

私は、さらにビタミンを多く摂るため、毎日必ず果物を朝や食前に食べるようにしました。

酵素は生命活動の要

先ほど、発酵食品をより多く摂るようにしたと述べましたが、ここで酵素の働きについてもう少し述べることにします。酵素は生命活動の要になる存在だからです。

三大栄養素（炭水化物、タンパク質、脂質）を含む食品をいくら摂っても、酵素がなかったら、食べた物を身体が利用できる栄養素にするための消化活動や、生命維持に欠かせない代謝活動ができません。

そもそも、酵素には表にあるように、体内潜在酵素と腸内酵素と食物酵素の3種類があります。

まず、体内潜在酵素や食物酵素の一つである消化酵素について述べます。

①体内潜在酵素

これは体内でつくられる酵素で、消化活動に関与する消化酵素と、代謝に関与する代謝酵素の２種類がある。

②腸内酵素

腸内細菌がつくる酵素で、唾液や胃液などに含まれている消化酵素で消化分解できなかった食物を分解する働きをする。たとえば、野菜や玄米、野草などに含まれる食物繊維や海藻類、大豆イソフラボンなどを発酵させ分解し、人体ではつくれないミネラルやビタミンを取り出す作用に関与する。

③食物酵素

食物の中に含まれている酵素で、生の食物や発酵食品などから摂り入れる。

食物に含まれる消化酵素でよく知られているのがジアスターゼとパパインです。

ジアスターゼはタンパク質や脂質を消化する酵素で、主に大根やカブに含まれています。焼き魚に大根おろしを添えて食べるのは、この酵素の働きでタンパク質や脂質の消化を促すためです。

パパインも肉や魚のタンパク質を分解消化する酵素で、パパイヤやパイナップルに含まれています。

一方、体内に存在する消化酵素は24種類あります。

たとえば、アミラーゼは唾液や膵液に含まれる消化酵素で、糖分を分解します。

リパーゼは胃液や膵液に含まれる消化酵素で脂質を分解します。

トリプシンも膵液に含まれる消化酵素で、タンパク質を分解します。マルターゼは小腸で分泌される消化酵素で、炭水化物を分解します。これらを含む24種類の消化酵素が体内で活動しています。

次は代謝酵素です。

この酵素は、すべての生命活動に関わっています。

私たちの身体の中では、じつに多様な生命活動が行なわれています。細胞の分裂や再生、修復や入れ替えなどの新陳代謝、そのために必要なエネルギーの生産、不要物の排泄や有害物の解毒……。こうした生命活動を支えるために体内ではじつにさまざまな化学反応が起こっています。これを代謝といいますが、そのために欠かせないのが代謝酵素です。

この酵素は私たちの体内におよそ５０００種類以上あります。なぜそんなにたくさんあるのかというと、1種類の酵素は一つの働きしかできないからです。

こうして酵素について知れば知るほど、その重要性が見えてきますが、私たちが健康長寿を考えるうえでもう一つ知っておくべきことがあります。それは、体内で消化酵素と代謝酵素を生産できる能力は、年齢とともに衰えていくということです。90歳では20歳のときの10分の1にまでダウンします。もはや体内で酵素をつくれなくなったときが寿命の尽きるときなのです。

年齢とともに生産能力が低下していくのは誰でも避けられないでしょうが、できるだけそれを緩やかにしたり、体内潜在酵素を節約したりする工夫は必要です。また、外から生きた酵素や発酵菌を多く摂り入れて、体内潜在酵素の働きを応援することも大切です。

その点では、現代人は残念ながら体内潜在酵素を無駄に浪費し、外からの酵素や発酵菌を摂取することも少なすぎます。

外から酵素や発酵菌を摂り入れることには、もう一つの重要な意味があります。それは、これらが腸内の善玉菌の餌となり、善玉菌を増やして腸内環境を整えてくれることです。善玉菌が増えれば、腸管免疫力も高まります。血管の免疫細胞の強化にもつながります。さらに、善玉菌は腸内酵素をもつくり出します。

すでに述べましたように、私は外から酵素を摂り入れるために野菜や果物の生食、発酵食品などを多く摂るようにしました。そして、さらに決定的なことを2つ実行しました。それは、少食生活を実践することと、手作りの酵素飲料を飲むことです。

少食が体内の消化酵素の節約につながることはもちろん、サーチュインという長寿遺伝子のスイッチをオンにして健康長寿をもたらすことにもなります。

酵素飲料が腸内環境を整え、免疫力を強化し、健康に素晴らしい働きをすることは数十年以上前から知られるようになり、さまざまな酵素飲料が開発されて広まってきました。私も、50歳から本格的に市販の有名な酵素飲料を何種類も購入して飲み出しました。家族5人と田舎の父母のために毎月数万円も購入しました。

ところが、私自身、目に見えるほどの効果を感じませんでした。C型肝炎の持病や便秘の母も、わずかしか変化が見られず、期待したほどではありませんでした。

「市販の酵素飲料にはそれほど生きた酵素が含まれていないかもしれない」と思い調べていくうちに、日本の厚生省（現在の厚生労働省）の食品衛生法では、62度で30分以上加熱殺菌しなければ商品として市販できないことがわかりました。

酵素は40度前後がもっとも活性化します。ですから、40度前後のお風呂に入ると体内の酵素も活性化し、代謝が促進されるのです。ところが、市販の有名な酵素飲料はせっかく1年も2年もかけて熟成させ生きた酵素を増やしたのに、出荷前に60度以上で加熱して酵素を破壊してしまっているのです。

そこで私は「自分で作って自分で飲めばいいんだ！」と考え、私自身にも田舎の父母の健康にも役立つ手作り酵素を作る決心をしました。ところが、自分で生きた酵素飲料を作る本格的なノウハウは持ち合わせていません。「よしっ！　明日から探そう！」と決めて寝ると、奇跡が起きました。

翌日、私の「ミミテック能力開発法」を26回シリーズ（1回8ページ）で連載してくれている健康月刊誌『アネモネ』が届きました。その中になんと私が求めていた「手作り酵素の作り方」が紹介されているではありませんか。しかも、世界初の元祖「手作り酵素」です。

それは、北海道帯広市の十勝均整社の河村文雄会長が若いときに独自に開発したものでした。すぐさま連絡を取り指導を受けて、私は本格的に手作り酵素をスタートしました。これが18年前のことです。

決め手となった手作り酵素

手作り酵素は、すぐに目に見える変化をもたらしました。食後の消化が早く、好きな天ぷらを多く食べた後も胃がもたれません。1日3食の食事から、朝だけ果物に切り替え、1日2食に移行しようとしていたときでした。

朝食代わりに3種類の果物を食べていましたが、それを止めるかほんのわずかにし、手作り酵素を飲むようにしたら、お腹が空かず、ますます身体が軽くなりました。頭も冴えて原稿書きのひらめきやセミナー講義も絶好調になりました。

お腹の調子は、ますます良くなり、1日3回便が出るようになりました。さらに数年後には、昼食も止めて手作り酵素だけにしました。その後気づいたら、自然に1日の食事は夕食1食になっていました。

私以上に喜んだのは母や父でした。特に母は苦しんでいた便秘が解消し、体調も良くなりました。母は、40代に行なった手術の輸血で感染したC型肝炎の持病が原因で、肝硬変が徐々に進行していました。心筋梗塞の手術もしていました。そしてついに、77歳で心不全と肝硬変で死に直面しました。

ところが、それまでに増して手作り酵素を毎食後必ず多く飲んでいるうちに、なんと85歳まで生き延びました。

父も母も毎年、季節の変わり目ごとに仲良く風邪を引いていたのが、手作り酵素を飲むようになってからは風邪をほとんど引かなくなりました。風邪を引いても年1回あるかどうかで、しかも軽く早く治っていました。

田舎では、診療所がお年寄りのサロンになっているので、そこで風邪ウイルスをもらうのでしょうが、明らかに父母の免疫力のほうが勝っていたのでしょう。

母が亡くなってからは、父は一人暮らしで92歳まで車を運転し、山林や田畑の農業を元気に行なっていました。ところが、深い田んぼにはまり膝を痛めてからは、リハビリ状態になり、一人で生活できなくなったために施設(グループホーム)に入居しました。

歩けなくなった父は、高度難聴で会話も十分取れないため、一気に老衰状態になりました。その後、噛む力が衰え、食事も摂れなくなった父は2年間食事代わりに手作り酵素を多く飲み続けました。特に最後の10カ月間は、100%手作り酵素だけで生き続けました。

もちろん、点滴をすることもありませんでした。

担当医師の「点滴も食事も摂れなくなったら、せいぜい2カ月しか生きられない」という予想を完全に裏切り、風邪も引かず、10倍長く生き続けました。免疫力が強くなったからでしょう。

ただ、重度の難聴で会話がなく、認知症だけは進行し、家族の顔を見ても認識できなくなってしまいました。

ところが、PartⅢで紹介する樹齢千年檜・ひばなどの香り精油噴霧器「MORI AIR」を24時間、濃く噴霧し続けたところ、1カ月ほどでひどい認知症が驚くほど改善し、「エッ！ ボケが消えちゃった！」と職員や医師、身内も皆ビックリ。ちゃんと会話をできるようになったのです。

結局、父は95歳で完全老衰で大往生しました。もし、膝を痛めていなかったら元気に100歳を超えても現役だったでしょう。父と母のことをよく知っている人たちは、「手作り酵素とMORI AIRが起こした奇跡！」だと言っています。

父と母は、亡くなる寸前に何度も「和義（私のこと）、ありがとう！」と感謝してくれました。それどころか、死後も何度も夢に現われて「ありがとう」と言いました。

【コラム】手作り酵素の作り方

手作り酵素は、白砂糖の浸透圧を利用して数多くの植物（野草、薬草、果実、根の物、穀類）の細胞からほとんどの成分を取り出し、さまざまな微生物によって発酵させて作ります。

発酵に関わる微生物は、自然界の土壌菌、植物の菌、酵母などの有用菌だけでなく、作る人の有用菌（皮膚常在菌）も加わります。まさしくマイ酵素飲料なのです。

含まれるのは酵素だけでなく、植物の細胞から浸透圧で取り出されたビタミン、ミネラル、抗酸化物質（フィトケミカル）、ミトコンドリア、核酸、アミノ酸（タンパク質）、脂質、ホルモン、生命エネルギーなどです。

さらに、白砂糖が完全分解したブドウ糖と果糖、発酵し続けるなかで微生物が生み出すミネラルやビタミン、ホルモンなどです。人間に必要な栄養素が驚くほど豊富に入っているのです。まさに自然界の恵み全てを見事に総合的に調和して摂れる栄養飲料なのです。

つまり、酵素のみならず、生命活動する上で必要な全栄養素が含まれており、しかも、摂取しても新たに消化する必要がなく、必要なカロリーだけが身体に吸収されてエネルギーになります。だから父は最後の2年間、食事をしなくても95歳まで生きられました。

私も、朝食と昼食代わりに手作り酵素を飲むだけで体重は減らず、筋肉を保ち、365日パワフルに1日も休むことなく、毎日15時間働けるのです。筋力トレーニングは毎日欠かさず続けていますが、1日1食の夕食で十分足りています。

私が作っている主な手作り酵素は次のとおりです。

①春の野草酵素（山奥の55種類の野草・薬草・新芽で作る）　4月~5月上旬

味はいまいちですが、もっとも生命力パワーにあふれ、ミネラルも多い酵素です。採ってすぐに仕込むことがポイントです。

②梅酵素（無農薬梅をメインに10種類の果物で作る）　5月末~7月初旬

誰でも喜んで飲める、とても美味しい酵素です。

子どもがもっとも喜んで飲んでくれます。飲み始めた子どもたちは腸脳の本能的直観力が回復し、自然にコーラを飲まなくなり、スナック菓子を食べなくなります。下痢も解消します。

夏バテにも最高です。梅のパワーを最大限に活かしています。

③秋酵素（50種類の実りの物と雑穀）　9月後半〜10月

実りのパワーがもっとも強い酵素です。

メインにする果物によって味が違いますが、甘みのあるさわやかな美味しい酵素です。ぶどう、梨、みかん、レモンなどすべて無農薬栽培の50種類の秋の実りの物で作ります。

④本柚子メイン酵素（本柚子をメインに無農薬栽培の50種類の秋の実りの物）　11月中旬〜12月前半

梅酵素の次に美味しいさわやかな味の酵素です。

特に大人や年配の方に大好評です。

深い山奥の本柚子をメインにしているためもっとも大地のエネルギーが強い酵素です。

絞りカス酵素も美味しく食べられます。

⑤りんごメイン酵素（サンフジ、紅玉をメインに無農薬栽培の50種類の秋の実りの物）

11月中旬〜12月前半

無農薬のサンフジと紅玉のりんごをメインに50種類の材料で作ります。

「りんご1日1個で医者知らず」と言われますが、りんごの効能を活かした酵素です。初めはやや甘味が強いのが特長ですが、徐々に酸味が加わってきます。絞りカス酵素も美味しく食べられます。

以上の5種類があります。

誰でも作れるようにシステム化した元祖・手作り酵素ですが、難しい面もあります。それは材料集めです。

たとえば、野草酵素作りの材料は山奥の汚染されていない数十種類の野草と薬草、木の新芽です。もちろん、毒ゼリやトリカブト、うるしの芽などの毒草は入っていません。私は、田舎育ちで実家や親戚の多くが農家です。何がどこに自生しているかをよく知っています。

果物中心の酵素作りに使う材料も、すべて無農薬のものです。もちろん、スーパーでは一切手に入りません。

一般に、無農薬栽培のりんご、梨、ぶどう、梅などは、ほとんど入手が困難です。もし、入手できても種類も量も少なく、あまりにも高価なものになってしまいます。幸い、私は無農薬栽培を全国で指導をしており、親戚や地元はもちろん、全国にルートを持っていることが役に立ちました。

18年前は、家族と田舎の父母、弟の家族のために手作り酵素をスタートしましたが、その後、セミナー参加のミミテック会員や友人から希望者がどんどん増えたため、作り方の教室を開き、材料供給をするようになりました。

すぐに作れない知人には、私のものを分けました。すると、さまざまな変化が現われました。腸の改善、便秘の解消、子どもたちの下痢の解消、各種アレルギーの改善、シミや肌荒れや吹き出物、ニキビが消えたなどです。風邪を引かなくなったという報告もありました。

もっとも驚いたのは、ガンの再発がなくなったとか、ガンが消えてしまったというケースがあったことです。これらすべてに共通している要因は、腸管免疫力がグーンと高まったところにあると思われます。

手作り酵素を作るミミテック会員は年を追うごとに増え続けています。特に東京を中心にした関東の会員は、10年前の福島原発事故以来一気に増えました。その理由は、手作り酵素が放射性物質を体内から排出（デトックス）する可能性があるからです。放射性物質を便で排出するための、腸内の善玉菌も増えます。

統合医療を取り入れている病院も加わり、現在は５００人以上の会員が手作り酵素を作るようになっています。

昨年の新型コロナウイルス禍では、さらに多くの会員が手作り酵素を作り始めました。しかも、作っているのは大人や夫婦だけではありません。手作り酵素で善玉菌を増やし、腸内環境を整えることで腸管免疫力を高めることが、新型コロナウイルスの感染対策にもつながるかもしれないと家族全員が参加したり、独立した子どもや親戚にも広がったりしています。

Part Ⅱ

光・丹田呼吸で超免疫体質になる!

第1章 自然に丹田呼吸が身につく丹田発声

丹田呼吸法とは?

呼吸の仕方には、胸式呼吸と腹式呼吸と丹田呼吸の3種類があります。

ほとんどの人が日常、無意識に行なっているのは胸式呼吸です。ところが、この呼吸ですと、肺の中の空気は2割未満しか入れ換えられません。しかも、精神的ストレスや疲労、体調不良によって呼吸が浅く短くなると、その割合はもっと低くなってしまいます。一般的な呼吸回数は1分間に16回から18回ですが、それも増えて20回以上になります。回数が増えれば肺で酸素をより多く取り込めるかというとそうではありません。肺の奥深くまで酸素が届かないため、肺の中の酸素の入れ換え率は低いままです。

これでは肺から血液に供給される酸素量も少ないため、全身の細胞では酸素欠乏状態が恒常化してしまいます。人間の細胞内で代謝エネルギー（ATP：アデノシン三リン酸 体内でエネルギーを貯蔵したり使用したりするための物質）を産生するミトコンドリアは、酸素が欠乏すれば不活性になり、十分なエネルギーをつくれなくなります。代謝活動が十分にできず、免疫力の低下を招きます。体温も恒常的に低下しやすくなります。

PartⅠで、心臓と脳は生命維持に直結する部位で、昼夜に関係なく働き続けているため常にたくさんのエネルギーを必要としていると述べましたが、そのために心臓と脳の細胞内には他の部位の細胞内より多くのミトコンドリアが存在しています。心臓の1個の細胞内にはミトコンドリアがおよそ4000個、脳の1個の細胞内にはおよそ3000個存在しています。

それだけたくさんのミトコンドリアがエネルギーをつくるわけですから、他の部位以上にたくさんの酸素が必要です。もし呼吸が止まれば、すぐに心臓が止まり、脳が死ぬのもそのせいです。

寿命と呼吸回数には相関関係があり、健康な人の場合、呼吸回数が7億回で寿命を迎えるといわれます。ということは、1分間の呼吸回数が多くなるほど寿命は短くなると考えるのが自然です。

呼吸が浅くなると、それにつれて1分間の呼吸回数は多くなります。その分、7億回に到達するのが早くなります。しかも、呼吸が浅くなると免疫力が低下しますから、病気への抵抗力が失われていき、ますます寿命は短くなっていきます。

このことは、健康寿命を伸ばすためには呼吸を深くすることがとても重要であると教えています。呼吸が深くなると1分間の呼吸回数が減るだけでなく、細胞への酸素供給量が増えて免疫力が高まります。健康寿命がどんどん伸びていき、100歳を超えることも容易になります。

寿命と呼吸回数に深い関係性があることは、動物を見てもよくわかります。たとえば、カメとネズミの呼吸回数と寿命の関係を見てみましょう。「亀は万年、鶴は千年」という言葉もありますが、確かに亀はとても長寿です。わが家にミドリガメがいますが、現在は28歳(年)です。ミドリガメの寿命は50年前後です。一方、ネズミの平均寿命は3~4年です。これほど違いがある理由の一つは呼吸回数にあります。ネズミは1分間に約20回呼吸をしますが、ミドリガメは1分間に2回ほどです。

私の母が77歳のとき、心不全で倒れて入院したことがあります。私は一晩付き添いました。母の寝息が異常に速いので、注意して観察してみると1分間の呼吸回数はなんと25回前後でした。12回前後だった私の倍以上あり、とても心配しました。

基礎疾患のある人が新型コロナウイルスに感染すると、より重症化しやすくなります。それには、いろんな要因が考えられていますが、呼吸面から見ると、基礎疾患がある人は普段の呼吸が浅く、呼吸回数が多い傾向にあります。そのことで免疫力が低下し、感染しやすく重症化しやすいと考えることができます。

新型コロナウイルスの感染症対策としてワクチン接種が推奨されていますが、呼吸を深くすることは誰でも日常的にできることです。それによって免疫力を高めておけば、もっと根本的な感染症対策になるでしょう。

一般に、深い呼吸をするには腹式呼吸が良いとされています。お腹の筋肉を使って腹部をへこませ横隔膜をゆっくり上げながら、肺に溜まった空気を吐き出します。次に、腹部を膨らませ横隔膜をゆっくり下げながら、できるだけ多くの空気を吸い込みます。これで、肋骨を広げたり閉じたりする胸式呼吸の2倍以上の空気を出し入れすることができます。アナウンサーや歌手は、しっかりと発声するためにこの腹式呼吸の訓練を行ないます。

ところが、腹式呼吸の訓練中は呼吸が深くなっても、日常生活でいつも意識し続けることは難しく、結局胸式呼吸のままということが多いのです。それに対し、腹式呼吸よりもっと深く呼吸ができ、しかも意識しなくても日常的に呼吸が深くなる呼吸法があります。それが、丹田呼吸です。

息をしっかり吐き出す丹田呼吸のトレーニング

私（筆者）の呼吸法のセミナーにはじめて参加された方のなかには、「すでに丹田呼吸をやっています」という方も稀にいます。ところが、よく話を聞いてみると、腹式呼吸の域を出ていないことがほとんどです。それは、胸式呼吸よりは深い呼吸ができていますが、肺の中の空気を全部吐き切るところまでできていないからです。

丹田呼吸のトレーニングでは、まず下腹部と腰の筋肉を使って息を全部吐き切る感覚をつかむことから始めます。筋肉が弱いほど早めに息が切れて、十分吐き切ることができません。このトレーニングでは息をしっかり吐き出すことを重視していますが、それによって下腹部の筋肉や腰の筋肉も鍛えられます。

セミナーでは、息をどれだけ長く吐き出せるか、参加者全員で競争をしますが、ほとんん

丹田呼吸法・丹田発声法

⦿丹田呼吸のトレーニング→124P

⦿「一音一音丹田発声トレーニング法」→137P

⦿松井式ストレッチボード丹田軸強化法

(i)自分の身体にあった角度で立ち続ける→155P

(ii)後ろ手合掌立位で立つ→156P

(iii)脳幹トレーニング→158P

(iv)肩の柔軟強化トレーニング→162P

(v)体幹柔軟ストレッチ→167P

(vi)ストレッチボードで丹田呼吸トレーニング→169P

(vii)ストレッチボードで丹田発声トレーニング→170P

(viii)ストレッチボードで歌唱練習→171P

4.「あいうべえええ〜」体操→200P

気・丹田呼吸法

気・丹田呼吸のトレーニング→209P

光・丹田呼吸法

⦿太陽視丹田呼吸トレーニング→220P

⦿光の柱丹田呼吸トレーニング

(i)光の柱・丹田呼吸センタリングトレーニング→222P

(ii)光の柱・丹田呼吸グランディングトレーニング→223P

どの方は30秒から1分間で息が切れてしまいます。私は90秒から2分間吐き続けます。かなり長いので、みなさん驚かれますが、誰でも息をしっかり吐き出すトレーニングを続けていると、より長く吐き続けることができるようになります。

丹田呼吸のトレーニングで息を吐き切ることをくり返したら、次は、思い切り気合いを入れて大声で発声する丹田発声トレーニングを行ないます。ほとんどの方は普段、大声を出していないため、それほど大きな声が出ません。私の声が部屋中に響くのを聞いて、ビックリされます。

私は学生時代から少林寺拳法、空手、剣道をやっていましたし、今も空手の基本動作はやっています。さらにスクワット、丹田斜め腹筋なども毎日数百回やっていますから、下腹部の筋肉、足腰の筋肉は鍛えられています。そこまでやらなくても、丹田呼吸のトレーニングと丹田発声のトレーニングを続けるだけで、必要な筋肉が自然に鍛えられます。

〈丹田呼吸のトレーニング〉

では、まず丹田呼吸のトレーニングの具体的なやり方から紹介します。

①立ったまま（立位）、もしくは浅く椅子に座り（座位）、腰を入れて背筋をピーンと伸ば

した姿勢にします。

②両手の指先をへそ下10センチ、つまり恥骨のすぐ上に当て、肩の力を抜きます。

③この状態で20秒間かけて、細い息を口からゆっくりと吐き出していきます。おたふくのように口全体を膨らませたうえで、口先をすぼめて極細のストローで息を吐き出すイメージです。かすれた息音が出てきたら、その音に意識を集中します。

④吐くに従って、下腹部をへこませ、胸を張ったままで前傾姿勢になっていきます。きちんと、息を全部吐き出すようにします。こうすることで下腹部の筋肉と腰の筋肉が鍛えられ強化されます。おまけに口の周りの筋肉も鍛えられ、口の周りのシワもとれて、顔がしまり若返ります。

ただし、全部吐き出したつもりでも、まだかなり肺の中には空気が残っているものです。最後に、残った空気を全部思い切り強く吐き切ってください。

⑤次に8秒間ほどかけて鼻から息を吸い込みます。そのとき、指先を当てている丹田周辺の下腹部が膨らむのを感じながら息を吸い込むことがコツです。

夜、就寝時に寝ながら行なうこともできます。

①仰向けに寝て、両脚を立て膝の状態にします。
②両手の指先を丹田周辺の下腹部に添えて、20秒間以上かけて口から息を吐き出します。そのとき、ゆっくりお尻を浮かせながら下腹部を引き上げていきます。最後は、強く吐いて息を全部吐き切ります。
③次は、お尻を下ろしながら8秒かけて鼻から息を吸い、下腹部を膨らませます。このとき背中が逆エビのように反り返り、敷き布団から浮くはずです。

このようなトレーニングを毎日やり続けると、下腹部の筋肉と腰の筋肉が強化されます。筋肉がついてきたら口で吐かなくても鼻で息を吐いてトレーニングできるようになります。

これで丹田呼吸が身に付いていきますが、実際にはなかなか難しいと思います。意識しているときは丹田呼吸になっていても、意識しないと元の状態に戻ってしまいます。そこで、無意識でも丹田呼吸ができるようになるためにおすすめなのが次に紹介する丹田発声トレーニングです。このトレーニングは誰でも簡単に取り組むことができ、毎日続けていれば、自然に丹田呼吸が身につき、起きているときも眠っているときも深い呼吸になります。

発声も変わります。人前で話すときや普段の会話が丹田発声になり、長時間話していても喉にほとんど負担がかかりません。しかも、声が若返り、響きも良くなります。

丹田発声すると丹田呼吸が自然に身につく

令和2年1月初めに出版した『52歳で折返し120歳で現役　丹田発声・呼吸法で医者要らず』は全国で大反響を呼び、発行後すぐに第2刷の増刷になりました。その後も第3刷、第4刷、第5刷と増刷が続いています。その理由は、新型コロナウイルスの肺への感染が目立ち、呼吸への関心が高まったことと、免疫力の強化こそ最大の防備になることが認識されたことにあると思われます。

毎年冬に流行し、数千人の高齢者が肺炎で死亡する季節型インフルエンザと違い、新型コロナウイルスは、高齢者にかぎらず、基礎疾患を持っている人が突然重症化したり、肺炎で死亡するケースが多く見られます。現在、日本の中高年のおよそ半数は何らかの基礎疾患を持っていますが、そうした人ほど不安を抱えています。

そんななかで「肺の免疫力」を高めるには呼吸が重要であると気づく人も増えています。

たとえヨガや気功、座禅、武道などで腹式呼吸や丹田呼吸を行なっていた人でも、改めてその重要性を再認識しているようです。

私が20年前、丹田呼吸の訓練を始めたころは呼吸が浅く、呼吸回数は1分間に16回前後でした。丹田呼吸の訓練を続けているとしだいに呼吸が深くなり、呼吸回数も減っていきました。しかし、意識していないと深い呼吸が続かないこともわかりました。そこで取り組んだのが丹田を意識して発声（丹田発声）することです。意識していなくても、しだいに呼吸が深くなり、呼吸回数も減っていきました。自然に丹田呼吸を身につけることができたのです。

呼吸が深くなると呼吸回数も減ってきます。平素の呼吸回数は1分間に10〜12回にまで減りました。

私は10年前から、全国各地で年に１６０回以上の終日セミナーを開催しています。毎回9時間前後、立ったまましゃべりますが、常に丹田発声で話します。お陰さまで丹田呼吸による呼吸はますます深くなり、今は1分間に7回前後になっています。日常の会話は無意識に丹田発声で話しています。

子どもたちの音読学習から始まった丹田発声

じつは、私が丹田発声を始めたのは、子どもたちの能力開発に音読を取り入れ始めたことがきっかけです。22年以上前のことです。日本の学校教育では、黙読と筆記中心の学習が行なわれてきました。しかし、この学習法だとイメージ力が刺激されず、記憶も理解も深まりません。これに対して音読学習をすると、イメージ力が高まり、理解や記憶も深まると考えたのです。

ところが、音読をしてもらうと、喉だけで発声するため小さい声しか出ない子どもがあまりに多いのです。せっかく音読しても腹の底から声が出ないため、国語力はわずかしか伸びません。

音読で大事なのは声の出し方です。腰から背筋、脳幹まで振動し、全身がバイブレーションを起こしているような感覚になると、その振動が脳の深い部分にまで響きます。それによって潜在意識レベルにまで情報が届き、驚くほど深い理解や記憶をもたらします。

学校の先生や親御さんは、このことを知らないまま子どもに音読学習をさせるので、さほど学習効果は得られず、子どもたちも途中で止めてしまいます。

このことは子どもたちにかぎりません。現代の日本人は普段から喉だけで発声していることが多く、歌を歌ったり、音読をしたりするときも喉だけで発声してしまいます。人前でスピーチするときや普段の会話も同じです。まさに口先だけの発声になっているのです。

これでは声量が乏しくなり、声はかすれてツヤや伸びがなくなります。響きが悪く迫力もないため、人に与える感化力や説得力、インパクトも弱くなります。自信にあふれた声とはほど遠い発声です。

そこで私は、子どもたちに一音ずつ音読する学習法の指導（「一音一音音読学習法」）を行なってみました。幼児や小学生は現代国語の教材、中学生や高校生は古典の教材を使って、一音ずつ区切り気合いを入れて音読します。

この音読学習をくり返していると、子どもたちが徐々に丹田から声を出すようになり、自信にあふれた大きな声で音読するようになったのです。丹田周辺の筋肉を使うと同時に腰全体の筋肉も使い、まるで腰で発声しているようです。学習効果も明らかに向上していくことがわかりました。

子どもたちは以前とは比べものにならないくらい大きくて力強い声で音読できるように

なり、普段の声も力強くなりました。いちばん驚いたのは、大人でも身につけるのが難しい丹田呼吸が自然にできるようになっていたことです。

国語力は予想以上に伸びました。そのことで他の教科も成績が上がり、ますます学習意欲が高まっただけでなく、いろいろなことに積極的に取り組むようになったのです。

1年間で1000冊近い本を読む小学生、大人が読む本や新聞をすらすら読む小学1年生、3カ月で古文、漢文が大得意になり成績が一気に学年1位になった中学生や高校生まで現われました。5教科500点満点中わずか20点しか取れなかった学年ビリの学習障害のある中学生は、国語が得意になり、他の科目の成績も伸びて、その後、有名大学に合格しました。

剣道や空手、野球やバスケットボールなどの県大会や全国大会で優勝したり大活躍したりする中学生や高校生も出てきました。そして、そんな子どもたちの変化を見ていた親御さんや周囲の大人たちも、「一音一音音読学習法」に関心を持つようになりました。この方法で丹田発声をしていると、大人でも難しい丹田呼吸が身につくことがわかったからです。

そこで、大人向けの丹田発声による丹田呼吸のセミナーを開催したところ参加者がどんどん増えていきました。

心身に素晴らしい変化が現われる！

丹田発声のトレーニングを続けていると自然に丹田呼吸が身についてきて、心身にさまざまな変化が現われることを実感できます。実際にトレーニングを行なった方たちの反応をまとめておきます。

・丹田呼吸になり、全身への酸素供給が増える
・免疫力が高まる
・体温が高くなる
・体力がつき元気になる
・精神的ストレスに強くなる
・艶のある若々しい声になる
・メリハリがあり、説得力のあるしゃべり方になる
・声量が増し、声の高低の幅が広がり、歌唱力が劇的に向上する
・スピーチ力、プレゼン力、コミュニケーション力が向上する

・朗読、アナウンス、詩吟、謡曲などが上達する
・武道やスポーツ競技で声や気合いがよく出るようになる
・発達障害、学習障害、吃音、パニック障害などの改善に役立つ

私自身は講演会やセミナーで話す機会が多いのですが、丹田発声で話しているのでマイクを使わなくても最後列の受講者にまで声がはっきり届きます。丹田発声は喉に負担が少なく、声量が落ちたり、声がかすれたりすることもまったくありません。

土日、祝日に行なう終日セミナーでは9時間以上立ちっぱなしでしゃべり続けますが、丹田呼吸が身についてからは体力がつき、全身に絶えず気のエネルギーが満ちています。この終日セミナーも含めて、1年間に160日以上セミナーを行なっていますが、ほとんど疲れを感じることはありません。ありがたいことに、この20年間、風邪を引いたこともありませんし、30代、40代のときよりもっと精力的に活動しています。

一般的に高齢になると体温が低下する傾向があり、身体の機能低下につながりますが、私の場合は丹田発声によって丹田呼吸がしっかり身についたおかげで、体温が上がり、今は平熱が赤ちゃんレベルの37度前後です。

丹田発声で丹田呼吸が自然に身につく

☆忘れ去られた丹田発声

子音発声が中心の英語は息を強く吐かないと発音できませんが、母音をしっかり発音する日本語は、それほど強く息を吐き出す必要はありません。母音は喉から柔らかく楽に発声できるからです。その結果、日本語は柔らかく穏やかにしゃべれる良さがある代わりに、強さや迫力は感じらません。

そこで、昔のサムライは丹田発声をすることで言葉に迫力や重みを与えていました。気合いで相手を圧倒するときも丹田発声をします。現在の政治家には迫力のある人、腹が据わった人が少ないといわれるのは、丹田発声ができていないことも影響していると思います。

息を強く吐きながら発音する英語は腹式呼吸が合っていますが、日本語は丹田発声することで迫力と重みのある言葉が相手に伝わります。もっといえば、言霊のこもった言葉を発することができます。

にもかかわらず、今はプロのアナウンサーでも丹田発声を意識している人はほとんど見当たりません。丹田発声が忘れ去られ、ほとんどは胸式発声になってしまい、日本語の持つ発声の良さが失われています。もちろん、丹田発声で自然に身につくはずの丹田呼吸もできていません。

そんな現代の日本人が再び丹田発声によって丹田呼吸を身につけられる方法が、一音ずつ区切って発音する「一音一音丹田発声トレーニング法」です。

☆昔は幼少期から丹田発声を実践していた

母音強調発音が中心の日本語は、「あいうえお」「かァきィくゥけェこォ」「さァしィすゥせェそォ」……のように、子音の後の母音をしっかり発声します。そのため、一音一音がはっきり区切られているのです。この特徴を活かしたのが「一音一音音読学習法」です。英語の場合は子音を口から強く吐き出すようにして発声しますから、一音一音発声するのには向きません。

昔のサムライは3、4歳の幼少期から毎日剣術を習いました。腰を入れ剣を振りかざして「エイッ、エイッ、エイッ……」「メンッ、メンッ、メンッ……」と大きな声を発します。

このとき、喉だけで声を発しても相手を圧倒するような気合いが入りません。大地をしっかりと踏みしめ、腰を入れて腹の底、すなわち丹田から声を発します。こうした稽古を通して丹田発声をくり返したことで、丹田呼吸も自然に身についていたのです。

武術だけではありません。武士のたしなみとして幼少期から習っていた能の謡いも、丹田発声で行なっていました。能の謡いの練習は節回しをつけず、一音一音を区切り、ハッキリと発音することから始めます。たとえば、「義経、その時……」を「ヨー・シー・ツー・ネー・ソー・ノー・トー・キー……」と一音一音謡います。これが丹田発声のトレーニングになっていたのです。

さらに、幼少期から行なった論語など四書五経の素読（音読・暗唱）も丹田発声のトレーニングになっていたと思われます。これは武士の子だけでなく、農民や町人の子どもたちに対しても寺子屋などで行なわれていました。そのときは意味が理解できなくても、ひたすら素読を続けることは丹田発声のトレーニングになっていたことでしょう。

ところが、明治に入り欧米の学校授業制度が導入されると、武術の稽古、能の謡の練習、素読の教育は家庭でも学校でもほとんど行なわれなくなりました。学習は音読学習中心から黙読学習中心に変わってしまいました。

最近になって再び音読学習を取り入れる小学校などが出てきていますが、残念ながらほとんどは喉だけで声を出す胸式発声です。これでは、日本語の良さがわかりませんし、丹田呼吸が身につくことも期待できません。

最近の子どもたちは大きな声を出す機会も減っています。一人でゲームをしたり、塾に通ったりする生活では大きな声を出す機会もありません。これでは、ますます丹田発声から遠ざかってしまいます。発声がしっかりできないと、自分の考えを言葉にして堂々と人に伝えることが苦手になり、コミュニケーションも難しくなります。

☆「一音一音丹田発声トレーニング法」のやり方

もちろん、昔のサムライの子どもたちが行なっていた武術の稽古は難しいですが、能の謡の練習や論語などの素読で行なっていた一音ずつ区切って音読する丹田発声ならば行なうことができます。そのために私がすすめているのが「一音一音丹田発声トレーニング法」です。

丹田発声セミナーで「丹田を使って声を出すように」と伝えてもわかりにくいため、具体的にヘソ下10センチ辺りに指先を当て、そこの筋力を使って発声してくださいと説明しています。

そのうえで丹田発声のトレーニングを行なうと、参加者のなかには苦しくなってくる人がけっこういます。しかも、小さな声しか出ません。その原因は丹田を中心とした姿勢の基軸ができておらず、丹田周辺の筋肉も少なくなっているからです。そのため、丹田をうまく使えず、喉だけで発声してしまうのです。

そのことも考えて、セミナーでは次のように発声トレーニングを行ないます。

〈一音一音丹田発声トレーニング法〉

①起立（立位）した状態で背筋をピーンと伸ばし、胸を張り、お尻を締めます。顔は正面に向けます。この状態で、肩の力を抜き、両手の指先をヘソ下10センチの下腹部に軽く当てます。
こうすることで、発声するときの丹田の動きを指先で感じ取ることができます。
②次に発声トレーニングをはじめますが、まず一音一音を大きな声で発声し、母音をできるだけ長く伸ばします。最初は一音一音を息に乗せて10秒間ずつ伸ばし、息を出し切るようにします。こうすることで、丹田をしっかり使って発声する感覚がつかめてきます。
③その次は、一音一音を5秒間ずつ伸ばして発声するトレーニングを行ないます。

④さらに、一音一音を2秒間ずつ伸ばして発声するトレーニングを行ないます。
⑤最後は、一音一音を1秒ペースで、気合いをかけるように思い切り強く発声するトレーニングを行ないます。

セミナーでは、ここまでのトレーニングをワンセットとして何回か行ないます。あとは自分で毎日、1回でもいいですし、何度くり返してもいいので、続けて行ないます。しばらくやっていると、無理なく丹田発声ができるようになっていきます。それにつれて丹田呼吸も身についていきます。

セミナーでは、中学生、高校生の場合は古典を教材にして丹田発声を行なっていますが、大人の場合は漢文（論語）や漢詩、能の謡い文、お経（般若心経など）など自分に合ったものを使ってもいいでしょう。

ここに、いくつか例を挙げますので、まずは試してみてください。

▽徒然草「つれづれなるままに　日暮し　硯に向かひて」
ツー・レー・ヅー・レー・ナー・ルー・マー・マー・ニー・
ヒー・グー・ラー・シー・

スー・ズー・リー・ニー・ムー・カー・イー・テー

▽幸若舞・敦盛「人間五十年　化天の内を比ぶれば　夢幻のごとくなり」

ニー・ンー・ゲー・ンー・ゴー・ジュー・ネー・ンー・

ケー・テー・ンー・ノー・ウー・チー・ヲー・クー・ラー・ブー・レー・バー・

ユー・メー・マー・ボー・ロー・シー・ノー・ゴー・トー・クー・ナー・リー

▽論語「子曰く　徳有る者は必ず言有り」

シー・イー・ワー・クー・

トー・クー・アー・ルー・モー・ノー・ハー・カー・ナー・ラー・ズー・ゲー・ンー・

アー・リー・

▽般若心経「観自在菩薩　行深般若波羅蜜多時　照見五蘊皆空　度一切苦厄」

カー・ンー・ジー・ザー・イー・ボー・サー・ツー・

ギョー・ジー・ンー・ハー・ンー・ニャー・ハー・ラー・ミー・ター・ジー・

ショー・ウー・ケー・ンー・ゴー・ウー・ンー・カー・イー・クー・ウー・

ドー・イー・ツー・サー・イー・クー・ヤー・クー

▽宮沢賢治の『雨にも負けず』「雨にも負けず　風にも負けず」（小学生でも使える）

アー・メー・ニー・モー・マー・ケー・ズー
カー・ゼー・ニー・モー・マー・ケー・ズー
▽『あいうえおのうた』「あさひを　あびて　あいうえお」（幼児でも使える）
アー・サー・ヒー・ヲー・アー・ビー・テー・アー・イー・ウー・エー・オー

わずかな時間でも大丈夫ですので、毎日行なってください。1カ月で基礎ができ、3カ月ほどで丹田発声が定着し、普段の会話（おしゃべり）も徐々に丹田発声になります。自然に呼吸が深くなり、丹田呼吸も身についてきます。

丹田発声が心身にもたらす作用

丹田発声トレーニングを続けていると、日常会話やスピーチなどが丹田発声になり、日常の呼吸は自然に丹田呼吸に近い、深い呼吸になります。丹田呼吸が心身にもたらす作用についてはこれまでも述べてきていますが、ここであらためて、丹田発声と丹田呼吸がもたらす作用をまとめておきます。

①呼吸が深くなり、生活習慣病の予防と解消につながる

心身のストレスがたまると呼吸が浅くなるため、酸素不足の原因になります。酸素不足になると代謝力が低下して細胞の活性が低下し、免疫力も低下します。ウイルスに感染しやすくなり、細胞の先祖返りであるガン細胞やさまざまな生活習慣病も発生しやすくなります。

一音一音丹田発声トレーニングを行なっていると、丹田周辺の筋肉と肺の筋肉が強化され、吸い込む空気の量は2倍、3倍と増えます。それによって全身の細胞に酸素が十分に供給されるため、細胞が活性化して生活習慣病の予防や解消につながります。

②呼吸回数が減少し、免疫力が高まって長寿をもたらす

丹田発声を続けることで呼吸が深くなると、その分、呼吸の回数は少なくて済みます。一般的には1分間の呼吸回数は16～18回とされていますが、12回、10回、8回と減少していきます。

先述したように、呼吸の回数と寿命は連動しています。単純計算しますと、16～18回が8～9回になれば、残りの人生の寿命が最高2倍にまで伸びることになります。

それだけではありません。呼吸が深くゆったりとしていると、少々のことでは物事に動

じなくなり、平常心でいられるようになります。免疫力も高まるため、感染症やさまざまな病気にかかりにくくなり、健康長寿の可能性が高くなります。

③気のエネルギーに満ち、疲れ知らずの身体になる

丹田発声で深い呼吸をしていると、空気を吸い込むとき空間に存在している気のエネルギーが鼻腔を通して、全身に流れ込んでくるようになります。また、丹田発声によって尾てい骨にある第1チャクラから地球のエネルギー（生命のエネルギー）が入ってきて頭部に向かって上昇します。さらに、ポジティブな言葉を丹田発声していると、言霊パワー（言霊に込められた宇宙のエネルギー）も満ちてきます。そうして気のエネルギーと生命のエネルギー、言霊パワーの3つのエネルギーが全身に満たされていると、いつもパワフルで疲れ知らずになります。

さらに、背筋をピーンと伸ばして宇宙を意識して丹田発声をしていると、頭頂にある第7チャクラ（百会）から宇宙の光のエネルギーを受け取ることもできます。これについては後ほど光・丹田呼吸のところで述べますが、これも加えれば、丹田発声によって身体は4つのエネルギーで満たされます。

④体温が36・8～37度に上昇し、免疫力がグーンとアップ

丹田発声で深い呼吸をしていると体温が36・8～37度に上昇し、免疫システムも活性化します。

私たちの身体に必要なエネルギーは、細胞内のミトコンドリアが生成するＡＴＰから得られます。丹田発声で呼吸が深くなり丹田呼吸になると体内への酸素供給が増えるため、このＡＴＰの生成がどんどん活発になります。その結果、体温が上昇し、免疫細胞の働きを高めます。免疫細胞にもより多くのエネルギーが供給されるので、免疫システムも活性化されます。

体温が高い人は感染症にかかりにくく、さまざまな生活習慣病にもかかりにくくなるのはそのためです。ところが残念なことに、戦後の日本人は体温が下がる傾向にあり、36度以下の人も増えています。

とくに今は日本人の半数がガンになる世界一のガン大国ですが、これには体温の低下が関係していると考えています。従来、平均体温は36・8～37度が良いといわれてきました。ところが、私が全国のセミナーで出会った人たちで、平均体温が37度だったのは20歳の大学生２人だけでした。２人ともスポーツをやっているアスリートです。

私の体温は、49歳ころまでは36・5度でした。丹田呼吸はしていませんでしたが、それまで石油から化学合成された医薬品をいっさい服用していなかったことも幸いしたと思います。大学時代に医学部の先生から「漢方は良いが、医薬品は石油から作られた毒だから、副作用もあるし、飲むな。救急以外はけっして服用するな」と教えられ、気をつけていました。

多くの医薬品は、エネルギーを作り出す細胞内のミトコンドリアの活動を抑え込む働きをします。そのため、医薬品を服用すればするほどミトコンドリアによるエネルギー生産が低下し、体温を低下させます。医薬品の服用が日常化している現代人に体温が36度以下の人が多い理由の一つもここにあります。

私の体温は、丹田発声を毎日行なうようになると年々高まって36・8度になり、現在は37度になっています。

⑤血液がサラサラできれいになる

Ⓐ と Ⓑ は私の血液写真です。Ⓐ は疲労と睡眠不足が重なり、あえて朝から水分を摂っていない状態で撮った血液写真です。赤血球が連なり、血液はドロドロ状態です。しかも、酸素不足のため赤血球内は透けて見えます。

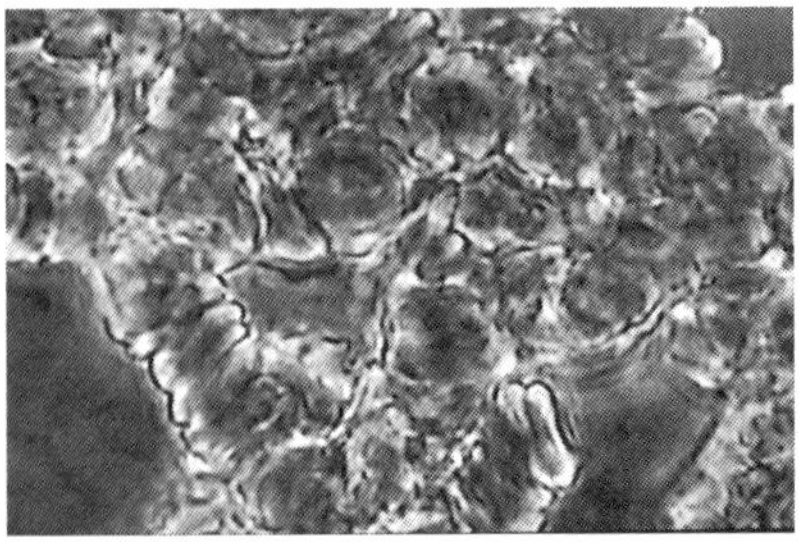

著者の血液写真Ⓐ（左）とⒷ（下）

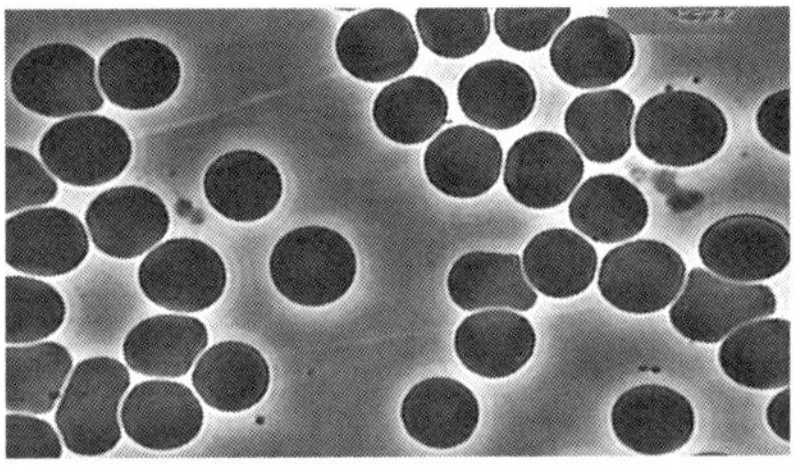

その後、丹田発声トレーニングをして5分間経ったときの血液写真がⒷです。赤血球が酸素を多く抱えているため、濃く映っています。赤血球はバラバラになり、血液はサラサラできれいになっています。

⑥肺活量が多くなり肺が若返る

先述したように、丹田発声トレーニングで一音一音を伸ばして発声するときは、最初は10秒を目安に声を伸ばし、息を吐き切るまで大きく声を出し続けます。続けて5秒、2秒、1秒と息を吐く時間を短くしていきますが、これをくり返すことで、肺の中の空気を吐き出す肺筋が強くなります。その結果、肺活量は多くなり、肺は若返ります。

私の場合は、丹田発声を続けていると、ゆ

っくり息を吐き出す長息が2分間になり、プールでの潜水泳法は50メートルになりました。

⑦ウエストがしまりスリムな体型になる

丹田発声をしていると、腹部と下腹部の中性脂肪が燃焼します。同時に、腹筋と下腹部の筋肉は強化されます。その結果、ウエストがしまり、スリムな体型になります。姿勢もシャキッとします。

⑧眠っていた腸の神経系（第二の脳・腸脳）が目覚める

大脳新皮質の神経細胞の数は約140億個ありますが、「第二の脳」といわれる腸（大腸と小腸）にも約1億個の神経細胞があり、まさしく腸脳として機能しています。身体の臓器は基本的に脳の指令で機能していますが、腸は自らも判断して情報を脳に送っています。腸がきれいで、腸脳がしっかり機能していれば、腸はその本能的直感力（腸感）で、入って来た食べ物が身体に良いものか悪いものか、今必要な微量元素（ミネラル）やビタミン、酵素などを含んでいるかどうかを判断し、その情報を脳に送ります。

ところが、腸内が腐敗してくると腸脳の判断能力は鈍っていきます。それを回復させるには、食生活や生活習慣を改善して腸をきれいにすることが基本ですが、丹田呼吸によって腸脳を刺激することも効果的です。

強い意志の力を持っている人のことを「丹力がある」とか「腹が座っている」といいますが、それはまさしく腸脳がよく働いていることを意味しているのだと思われます。超一流のアスリートや武道家が本番の競技や試合に空腹状態で挑むのは、そのほうが腸脳が活性化し、気迫や気力、直感力が冴え渡るからです。

私も、頭脳の冴えやインスピレーションが必要なときは食事を控えます。50代後半からは夕食のみの一食の生活になっています。その代わりに、消化の負担がまったくない独自の「手作り酵素」を食事代わりに朝と昼に飲んでエネルギー源にしています。

丹田呼吸とこの「手作り酵素」の組み合わせが、腸脳を活性化する力強い味方になっています。

⑨艶《つや》のある若々しい声になる

一般的に、加齢とともに声は老化していきます。声の艶がなくなり声量も減りますし、さらに老化が進むと、かすれ声になります。

プロ歌手のなかには70歳を超えても声の艶と声量を維持している人もいますが、ほとんどの歌手は声が衰えて往年の歌声の魅力がなくなってしまいます。若いころから声帯を無理して使ってきたため、声帯や喉にポリープや扁桃ガンが出来て声が出なくなり、歌手生命を失うことさえあります。

丹田発声が身につくと、声帯への負担が軽くなり、いつまでも若々しい声で歌い続けることができます。これは歌に限ったことではなく、話し声も、いつまでも若々しく保つことができます。

⑩音程の幅が広がり、歌唱力が劇的に向上する

丹田発声をすると、声が若々しくなると述べましたが、身体全体に声がよく共鳴するため、音程の幅が広がります。

美空ひばりさんの歌は、音程の幅がとても広いため、プロ歌手でも美空ひばりさんのように歌いこなすのは難しいといわれます。ところが、丹田発声をマスターすると、音程の幅が広がるため、ひばりさんの歌を歌いこなせるようになります。美空ひばりさんも丹田発声で歌っていたのだと思われます。

丹田発声で歌のトレーニングをすると、歌唱力が劇的に向上します。2章で紹介するSatomi式丹田ボイストレーニングを参考にしてください。

⑪朗読、アナウンス、詩吟、謡い、スピーチ、講演などが上達

丹田発声で声を出すと、自分の身体に共鳴した声が相手の身体にも共鳴して、とても心

地よく響きます。ですから、丹田発声で朗読、アナウンス、詩吟や謡い、スピーチ、講演などを行なうと聞く人に、より深く共感してもらいやすくなります。

⑫発達障害や学習障害、吃音、パニック障害などが改善

丹田発声のトレーニングをすることで、発達障害の改善が認められることがあります。丹田発声ができるようになると、落ち着いて自分の考えを話せるようになることや、ストレスが軽減して精神的に安定すること、腸脳が活性化することで意志力が強くなり自分に自信が持てるようになることなどが改善につながっているのだと思われます。

一言で発達障害といっても、実際にはさまざまな状態がありますので、それぞれについて丹田発声がどう作用しているのかを見ていきます。

・アスペルガー症候群

発達障害の一つにアスペルガー症候群があります。頭は良いが、人とのコミュニケーションを取るのが苦手というケースが多いようです。たとえば、5W1Hで順序立てて話すより、いきなり結論のH（どうした）だけを唐突にしゃべるので、聞く側は訳がわからず困惑してしまいます。あるいは、文章に書く場合は5W1Hで表現できますが、会話になるとうまく伝えられないケースも多く見られます。

私は、アスペルガー症候群がある人にも丹田音読の指導をしてきました。小学生や中高生の場合は、「一音一音音読学習法」を続けてもらうと、しっかりと5W1Hで話せるようになることがよくあります。しかも、本来の頭の良さをフルに発揮し、なかには天才的な能力を発揮する子どもも出てきます。

アスペルガー以外にもADHDや広汎性発達障害、自閉症の子どもたちのコミュニケーションがスムーズになり、障害が完全に解消したケースも多くあります。

・パニック障害

これは、何らかのトラウマが原因で、同じような環境や精神状態に置かれるとパニックに陥る障害です。丹田発声のトレーニングを続けていると、呼吸が深くなり、メンタル面が落ち着いてきます。人にもよりますが、1年前後で見事に解消したケースもあります。

・学習障害

学習障害があって、漢字が読めず、文章の意味が十分に理解できない子どもたちが全体の1割を超えるほど増加しています。このような子どもたちの多くは、左脳機能の発達が遅れている一方、右脳機能は発達しています。こうした子どもが黙読学習中心の学習指導を受けても、うまく対応できません。

ところが丹田発声による学習指導を行なうと、左右両脳がバランス良く動き出し、脳全体の発達が促されます。学習への取り組みも変わってきます。漢字を含めて文章をしっかり読めるようになり、文意をつかむ力も育ってきます。そうして学習障害が改善していきます。

さらに、自分が音読した声を３Ｄ音に変換して脳の中心へフィードバックする「ミミテック音読３Ｄフィードバック方式」を採用すると、即効性が高まります。これは、私が平成10年に開発したミミテックメソッドですが、一般の子どもたちや大人の記憶力、各種潜在能力の開発にも役立っています。

・吃音

私も小学校低学年のころ、いじめにあって自信がなくなり、友達もできないストレスで吃音になっていたことがあります。子どもたちが丹田発声のトレーニングを行なっていると、吃音が消えて、堂々としっかりしゃべることができていたという事例が多くあります。

松井式ストレッチボード丹田軸強化法で正しい姿勢づくり

ここまで丹田発声と丹田呼吸について述べてきましたが、せっかく身についた丹田発声、丹田呼吸を継続するには日常の姿勢も重要です。

姿勢の基本は背骨がきれいなS字ラインになっていることですが、別の言い方をすれば、身体の軸が安定しているということです。そのとき、もっとも自然に丹田呼吸を行なえるので、私はその身体の軸を「丹田軸」と呼んでいます。

丹田軸がずれ、姿勢が歪んでしまうと、身体にはさまざまな不調が起こってきます。昔の剣豪や本物のサムライ（武士）は、3、4歳から毎日武術の稽古で丹田軸を身につける訓練を受けていたため、自然に丹田発声、丹田呼吸ができるようになっていました。私（筆者）も学生時代の少林寺拳法、空手、剣道のおかげで、ある程度丹田軸ができていたのだと思います。お陰で、丹田発声、丹田呼吸が身につきやすかったようです。

そうした武道をやっていなくても、丹田軸をつくるのに便利な方法があります。それは、ストレッチボードの上に立つことです。私はこれを「松井式ストレッチボード丹田軸強化法」と呼んで、みなさんにすすめています。

武道をやっていた私でも、初めてストレッチボードに立ったときは、なんと20度の角度でもヘッピリ腰になってしまいました。年齢の影響もあり、足首が少し硬くなっていたようです。

普段スポーツをしていない場合は20度の角度でも真っ直ぐに立ち続けると苦しくなります。私は、その後、毎日90秒以上立ち続けました。徐々に足首やアキレス腱、ふくらはぎが伸びて柔軟になり、数カ月で30度の角度でも無理なく立てるようになりました。今でも毎日30度で立っています。少しキツイですが、アスリートレベルの最大35度でも立てます。

最初は自分が立てる角度でいいので、毎日90秒、ストレッチボードに立っていると、足首の柔軟性が増し、背骨が真っ直ぐ伸びて丹田軸が強化されてきます。さらに、ストレッチボードに立ったまま丹田発声を行なうことがおすすめです。丹田軸を強化しながら丹田発声をすると、より大きな効果が期待でき、丹田呼吸も身につきやすくなります。

丹田軸というのは、正確には下丹田を中心に中丹田と上丹田の3点が一直線になる姿勢の軸のことをいいます。下丹田はへそ下10cmの腰の中心奥にある丹田です。中丹田は、心臓上部の胸腺にある丹田です。上丹田は、間脳の中心に位置する松果体にある丹田です。こ

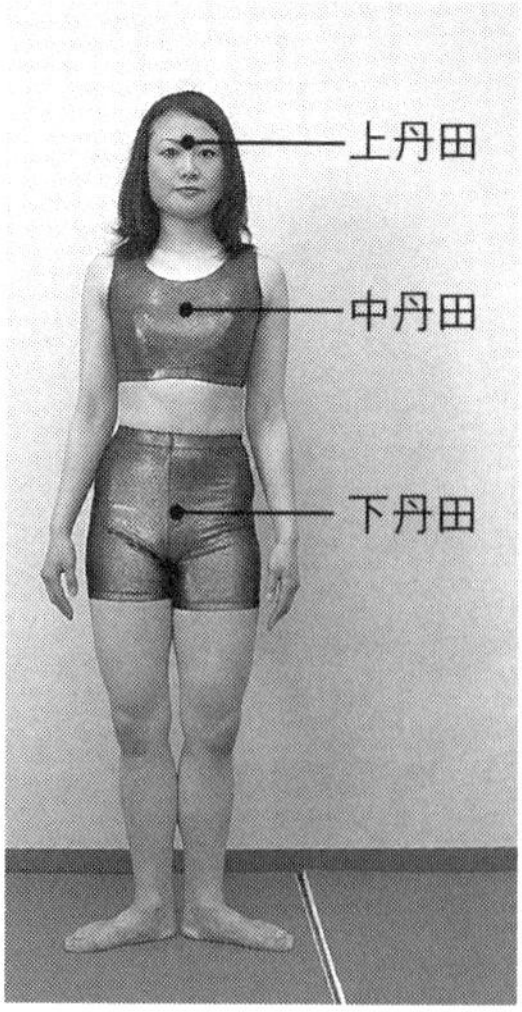

の3点の丹田を結んだ直線をそのまま頭頂へ伸ばせば、百会に至ります。

丹田軸ができてくると、身体が柔軟になり安定します。競技者であれば、身体の動きが良くなり、ケガを防止して記録を伸ばすことができます。中高年の健康管理にも有効です。

肩こりや首のこりの解消、腰痛防止、椎間板ヘルニア防止（ぎっくり腰）、猫背防止や矯正、骨盤矯正、股関節矯正、反り腰矯正、背骨S字ラインづくりなど、じつにさまざまな身体調整に役立ちます。高齢者にとっては、転倒防止や腰の曲り予防にも役立ちます。

ここでストレッチボードの具体的な使い方と効果について整理しておきます。

〈松井式ストレッチボード丹田軸強化法〉

(i)自分の身体に合った角度で立ち続ける⇓足首、アキレス腱、ふくらはぎが柔軟になる

高齢者に多い転倒や腰曲り、中高年層にも増加している階段での転倒、スポーツ選手だ

けでなく子どもから大人まで増加しているアキレス腱断裂や靱帯断裂……これらに共通しているのは足首の筋肉や腱、関節が硬いことです。

ストレッチボードに毎日90秒以上立っていると、足首、アキレス腱、ふくらはぎ、ハムストリング（大腿）の柔軟性が回復してきます。

少しキツイと感じる傾斜角度からストレッチボードに立ちましょう。慣れてきたら、徐々に角度を強めていきます。アスリートは最強角度の35度を目指し、一般の人は30度を目指して、毎日立ち続けましょう。

スポーツや武道を行なっているなら、35度の傾斜角度で無理なく立てるようになれば、身体の可動域範囲が広がり、運動機能や身体機能はグーンと高まり、ケガもしなにくくなります。高齢者ならば、以前より軽快・俊敏に歩けるようになり、転倒しにくくなります。姿勢がシャキッと真っすぐになり、腰曲がりも起こりにくくなります。

(ii)後ろ手合掌立位で立つ⇒正しい姿勢（丹田軸）づくりができる

ストレッチボードに立ち、両腕を後方へ回し、両手の平をピッタリ合わせ（合掌か、指を伸ばして組む）90秒以上維持します。これで背骨（脊柱）が伸びて正しい姿勢（丹田軸）になるだけではありません。肩甲骨とその周辺の筋と筋肉が柔軟になります。また、後ろ手合掌をすることで胸が大きく開き、肺が広がり、肺活量の強化につながります。

胸が大きく開くことで、心臓の上部に位置する中丹田が丹田軸上に揃います。

若返りホルモン「マイオサイトカイン」は、ふくらはぎ、大腿、腰、肩甲骨の筋肉を鍛えることで分泌されますが、ストレッチボードを使うことでも効果的にこのホルモンの分泌を促すことができます。

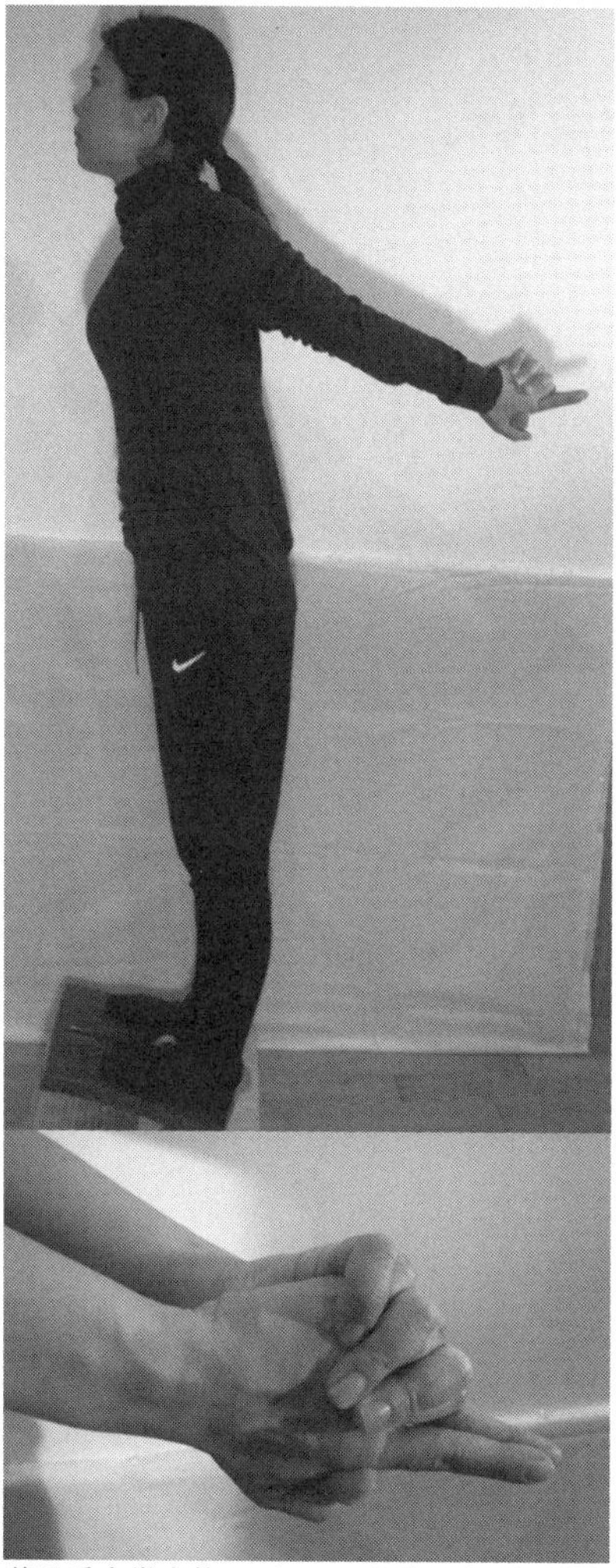

後ろ手合掌立位、ストレッチボードから頭頂まで（写真上）と手の平（合掌）

ⅲ脳幹トレーニング⇒血流や神経の流れを良くする

自律神経や内分泌ホルモンなどの生命活動すべてを四六時中、休むことなくコントロールしているのが脳の最深部に位置する脳幹です。その脳幹の中心に位置する松果体にあるのが上丹田です。

脳幹を支える延髄や首、肩が硬く、血流や神経の流れが滞っていることがよくあります。そこで、脳幹から中枢神経への神経の流れや首や肩の血流とリンパ腺の流れを良くして首筋を柔軟にするのが脳幹トレーニングです。

これは、ストレッチボードに立ち、頭を①後方、②左右後方、③左右横、④前方、⑤左右前方、⑥回転、⑦首横回し（左右）の順で動かすトレーニングです。各動作は30秒ずつ行ないます。

①後方へ頭を倒す

棚から落ちてくるぼた餅を受け止めるつもりで、口を思い切り大きく開け、天を仰ぎ見るように頭を後方へ倒します。

②左右後方へ頭を倒す

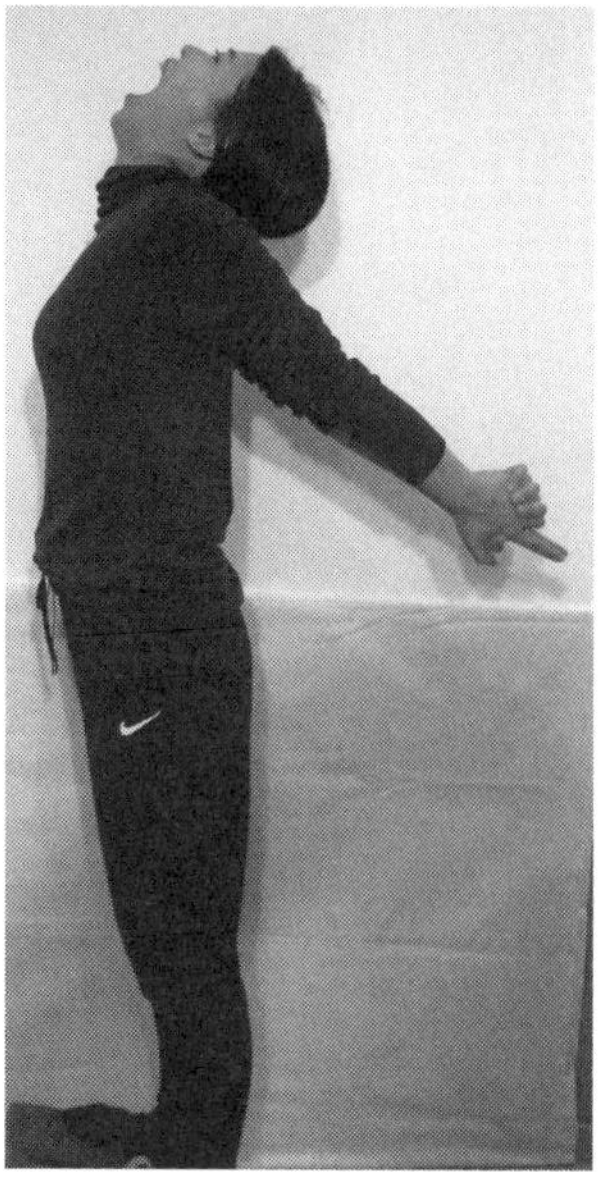

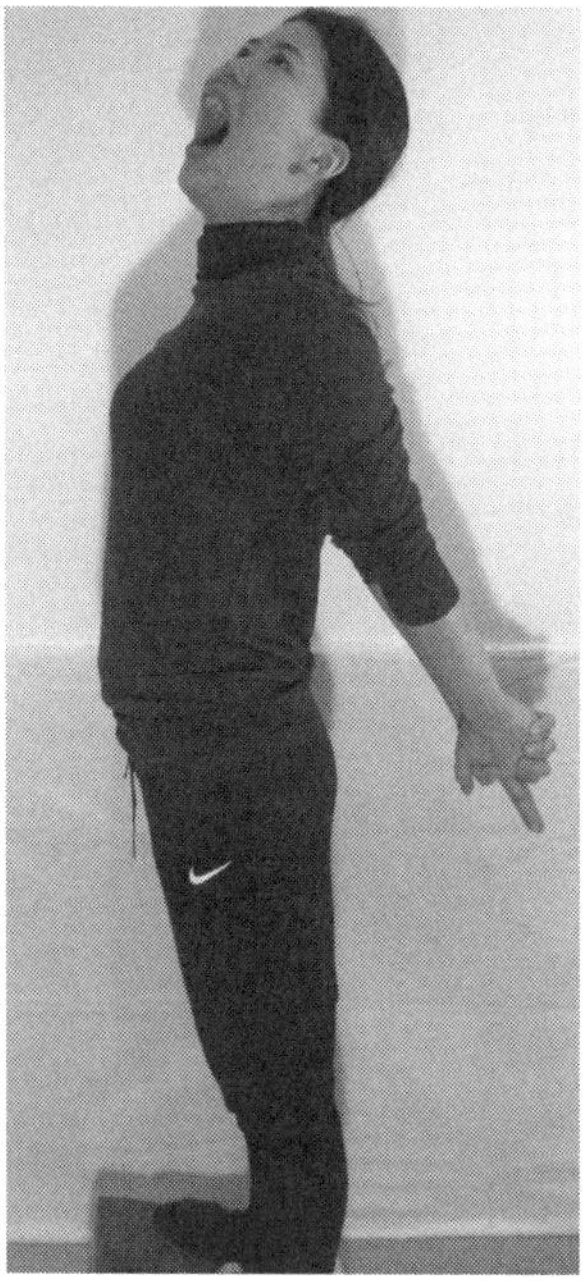

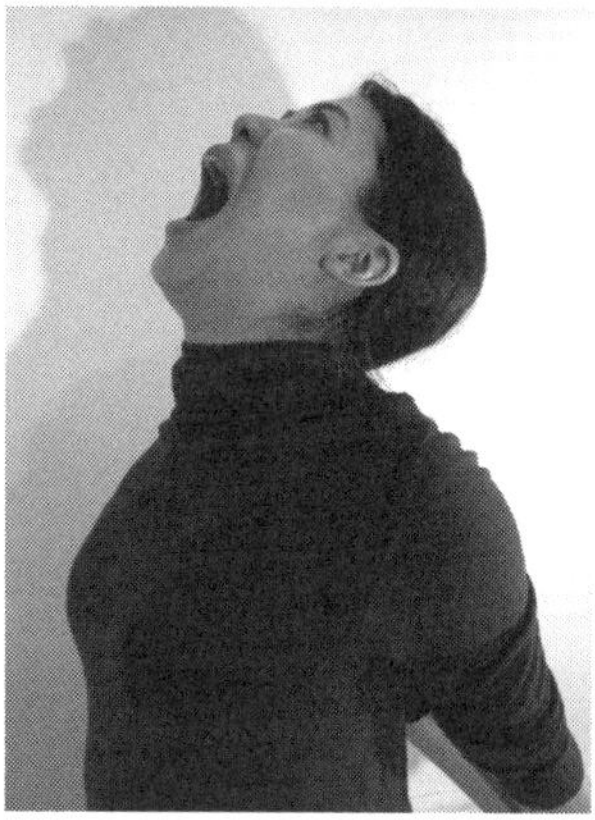

①と同じように口を思い切り大きく開け、左右後方へ頭を倒します。

③左右横へ頭を倒す

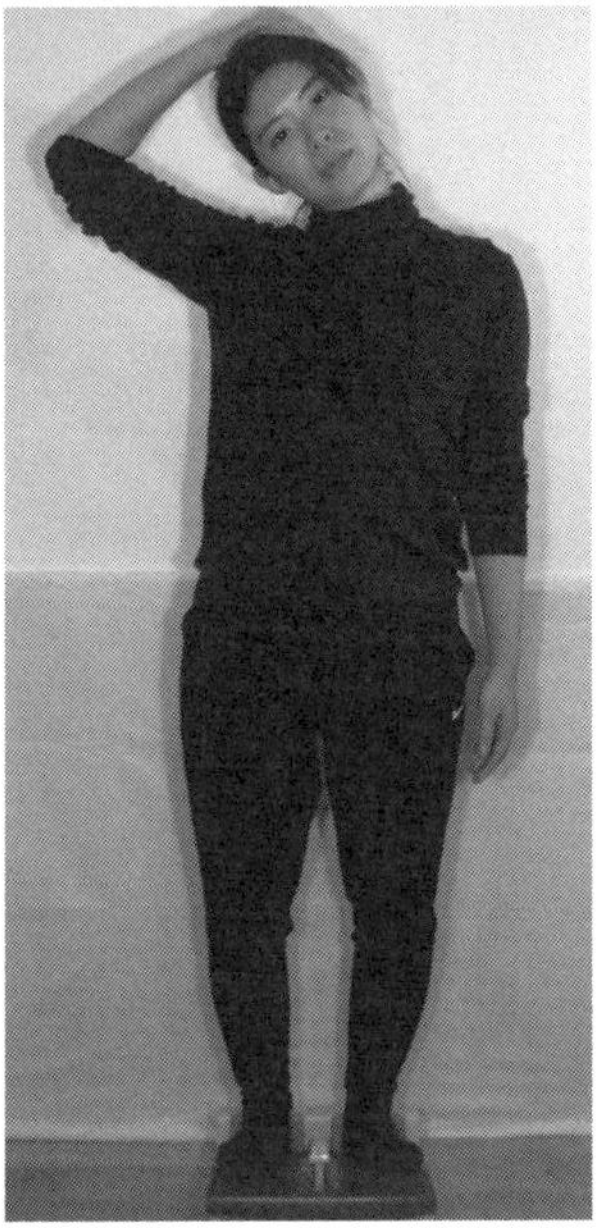

口は閉じ、片手で頭を押さえ、横へ頭を倒します。左右両方へ倒します。

④前方へ頭を倒す

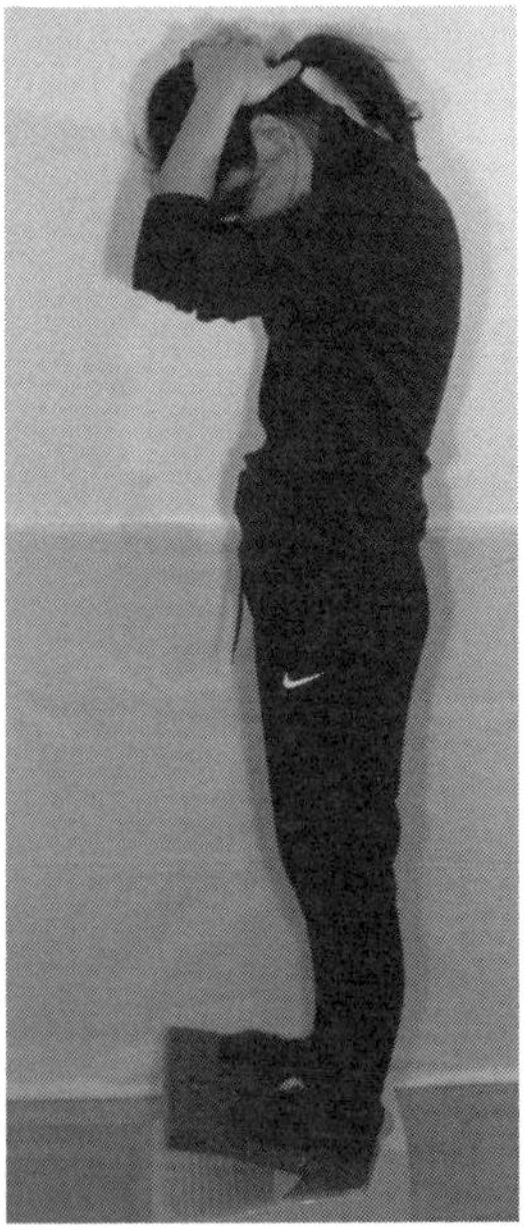

両手で頭の後ろを押さえ、前方へ頭を倒します。

⑤左右前方へ頭を倒す
片手で頭を押さえ、左右前方へ頭を倒します。

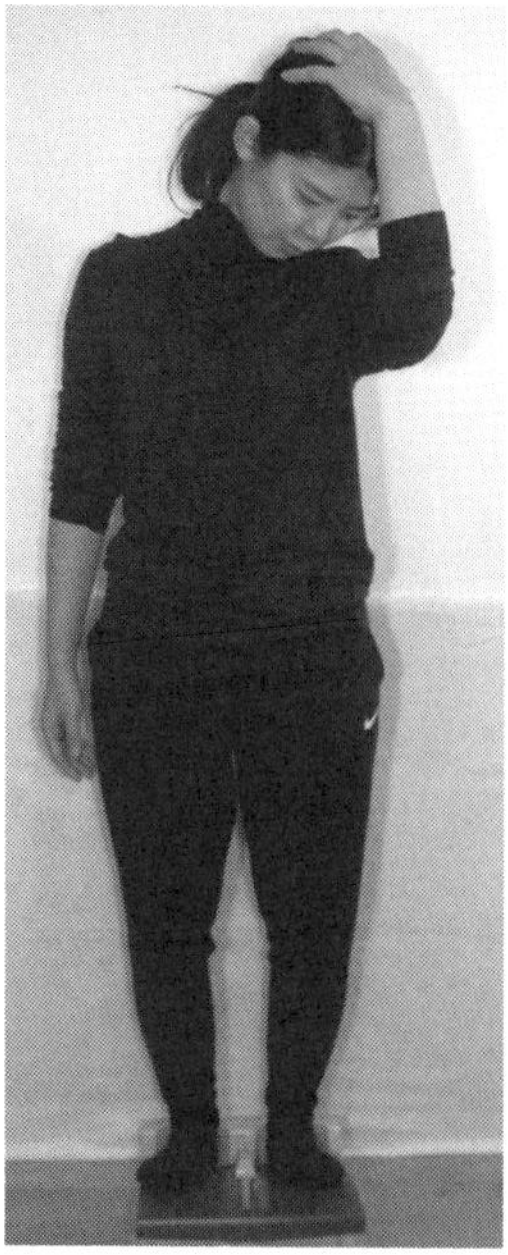

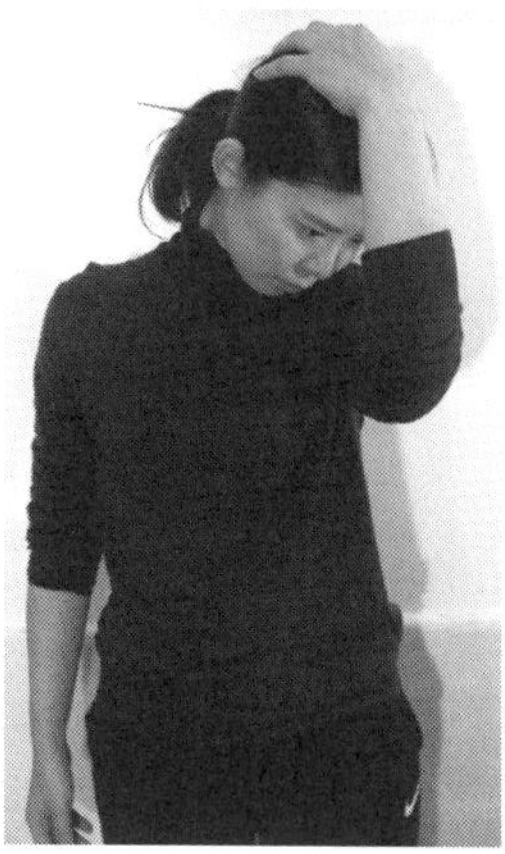

⑥回転

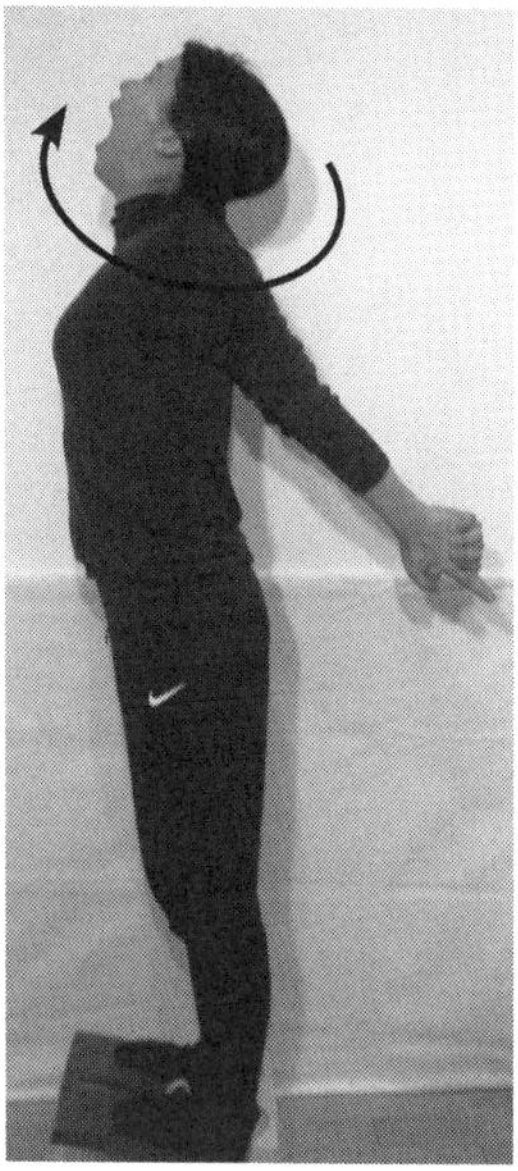

頭を前に倒し、そのまま大きく回転させます。頭が後方に来たときだけ口を大きく開け、前方や横にあるときは口を閉じます。時計回りと反時計回りの両方を行ないます。

⑦首横回し（左右）

アゴを右手で押さえ、頭を左真横へ向けます。次は、アゴを左手で押さえ、頭を右真横へ向けます。

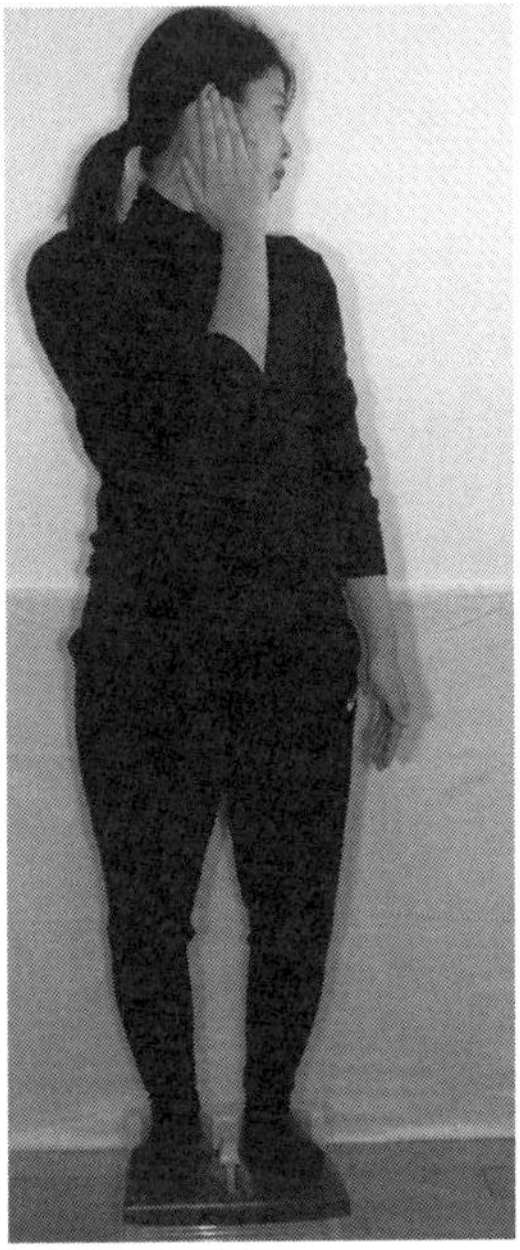

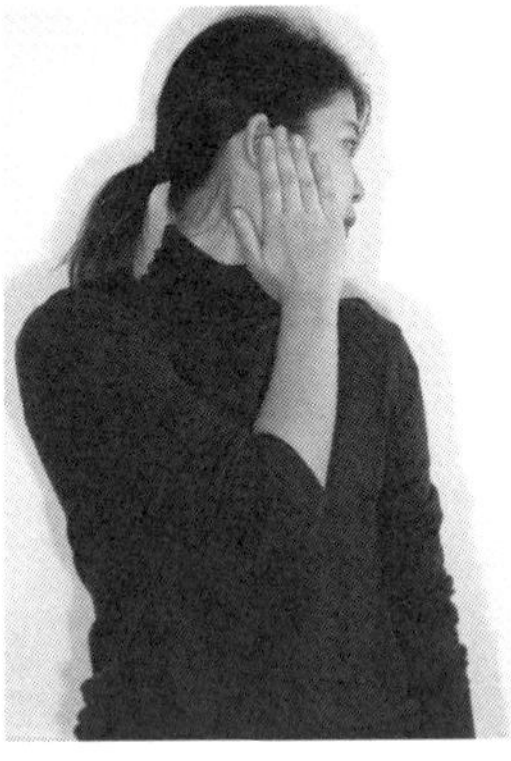

ⅳ肩の柔軟強化トレーニング⇓肩甲骨・肩関節の柔軟化、肩こり解消

肩甲骨を柔軟にして鍛えることで正しい姿勢が出来上がり、丹田発声と丹田呼吸がしやすくなります。一生涯に一度や二度は四十肩や五十肩で苦しむ人が多いでしょうし、普段と違う肩の動きをしたり、普段と違う肩の力を使ったりして肩関節痛に突然襲われたりすることもあります。こうしたことを防ぐには、ふだんから肩甲骨と肩関節を柔軟にし、筋肉をつけることが大切です。

若返りホルモン「マイオサイトカイン」分泌を促すには足腰の筋力を鍛えることが効果的であると述べましたが、意外に知られていないのが「肩甲骨」を鍛えることでも大量の「マイオサイトカイン」が分泌されることです。

ストレッチボードに立ちながら、次の4つのストレッチを行なうことで肩甲骨と肩関節を柔軟強化することができます。肩こりの解消にもつながります。

①腕回し

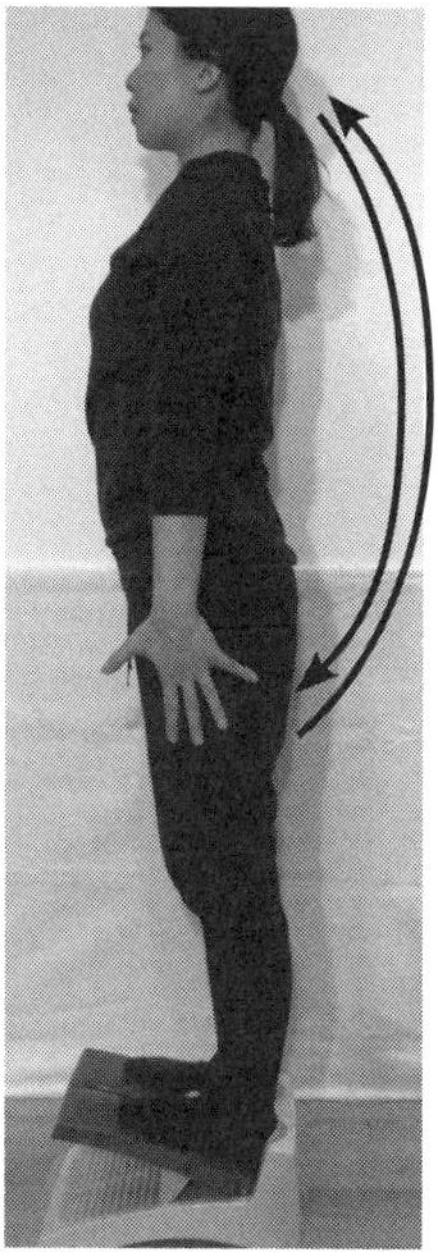

・外側の矢印は腕を後ろから上げて前へ回転するとき

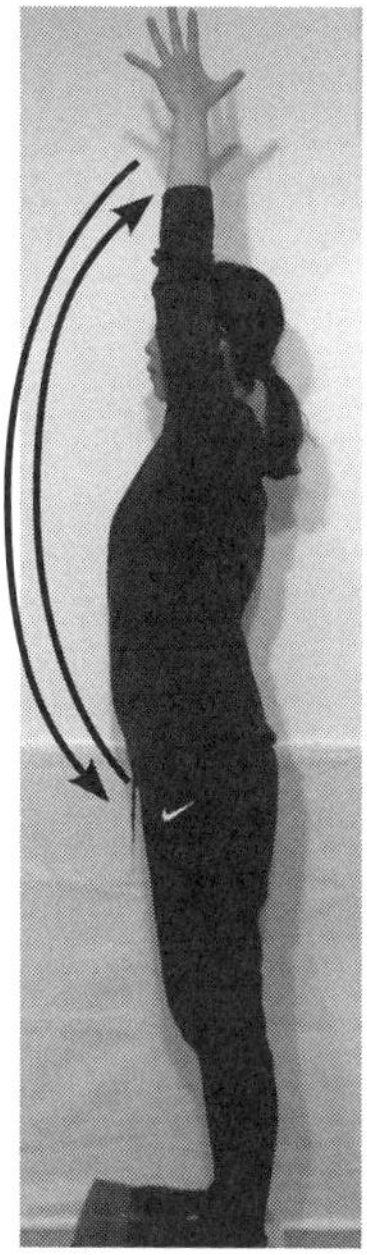

・内側の矢印は腕を前から上げて後ろへ回転するとき

片腕を背後に回し、もう一方の腕を大きくゆっくり後ろから上げて前へと回転させます（10回以上）。

次に腕を逆にして同じことを行ないます。その次は、腕を前から上げて後ろへ回転させながら同じように行ないます。

そのときのポイントは2つです。

・体表面に直角に大きく回すこと

・手の平の向きを回転するごとに少しずつ変えること

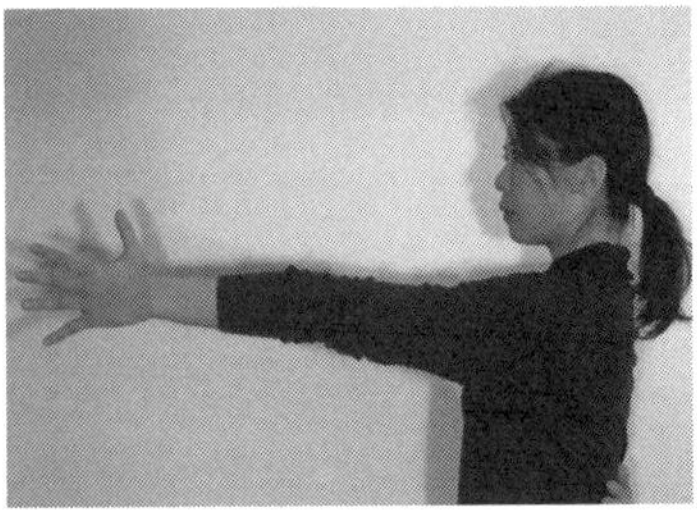

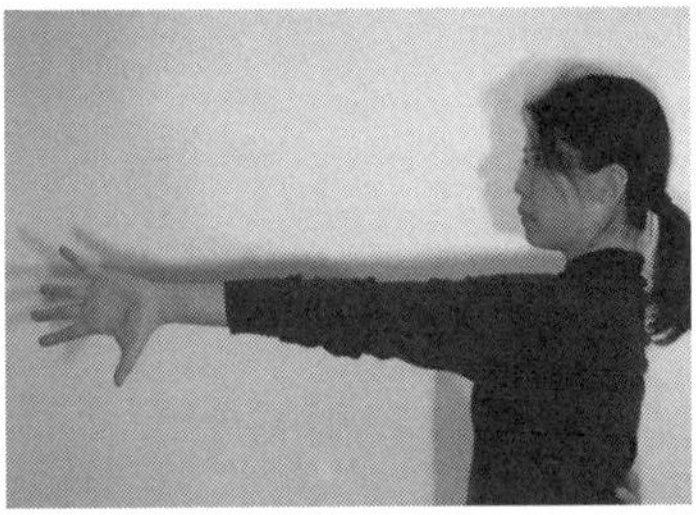

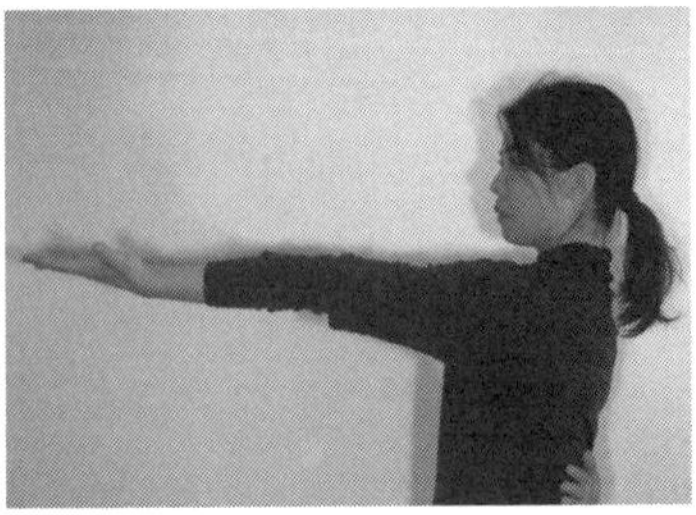

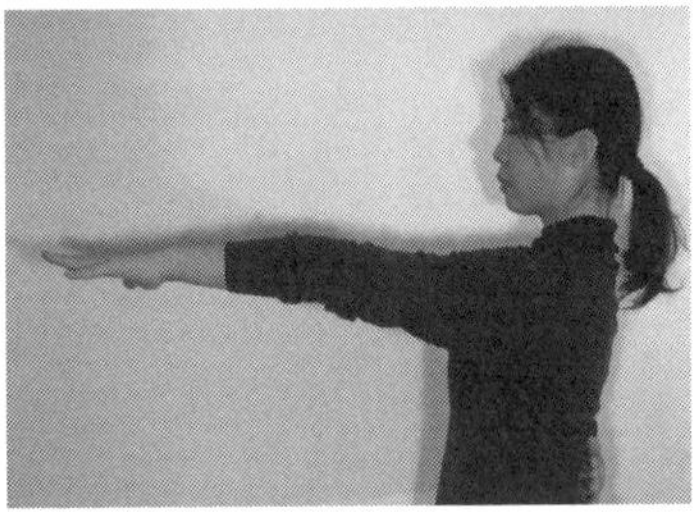

手の平がいつも同じ向きだと肩関節周りの筋肉が一部しか使えません。手の平の向きを変えることで、肩関節とその周りの筋肉をくまなく使えて、より柔軟性を強化できます。

片腕が終わったら、次はもう片腕も同様に腕回しをします。

②片腕横伸ばし

片腕をまっすぐ伸ばし、もう一方の腕を肘にあてがい後方に引っ張ります。これを左右の腕で行ないます。

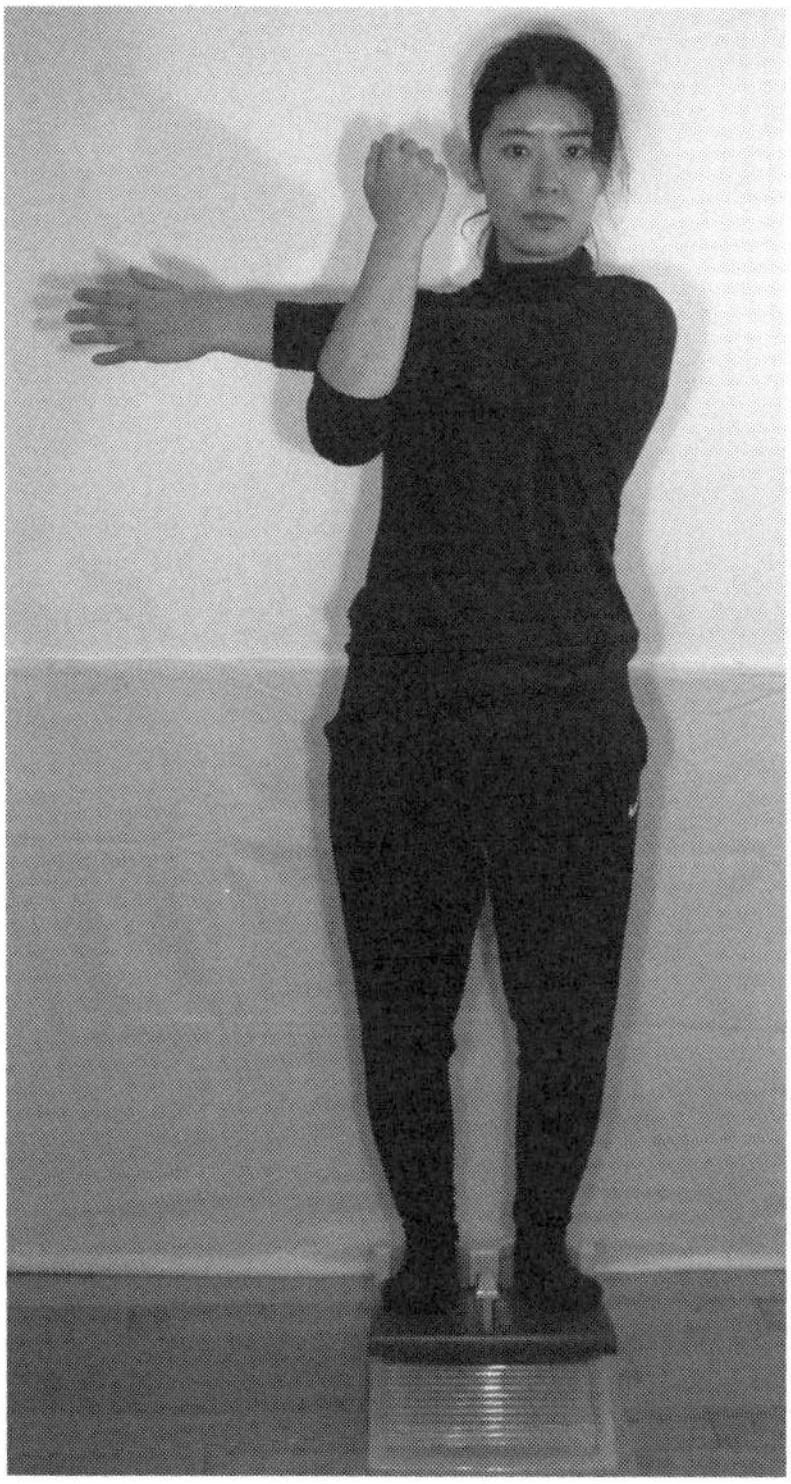

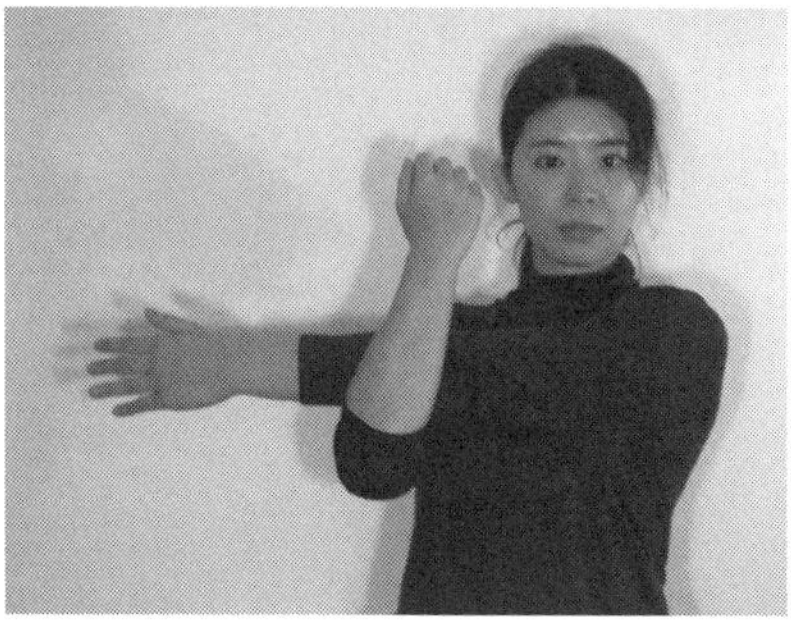

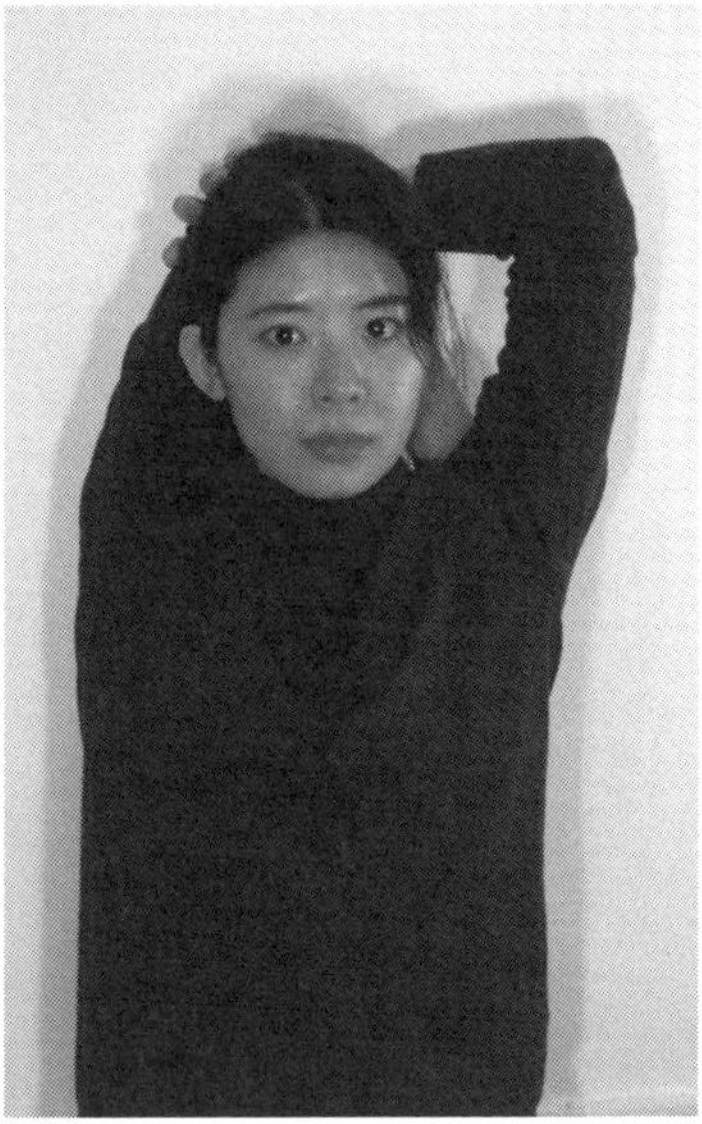

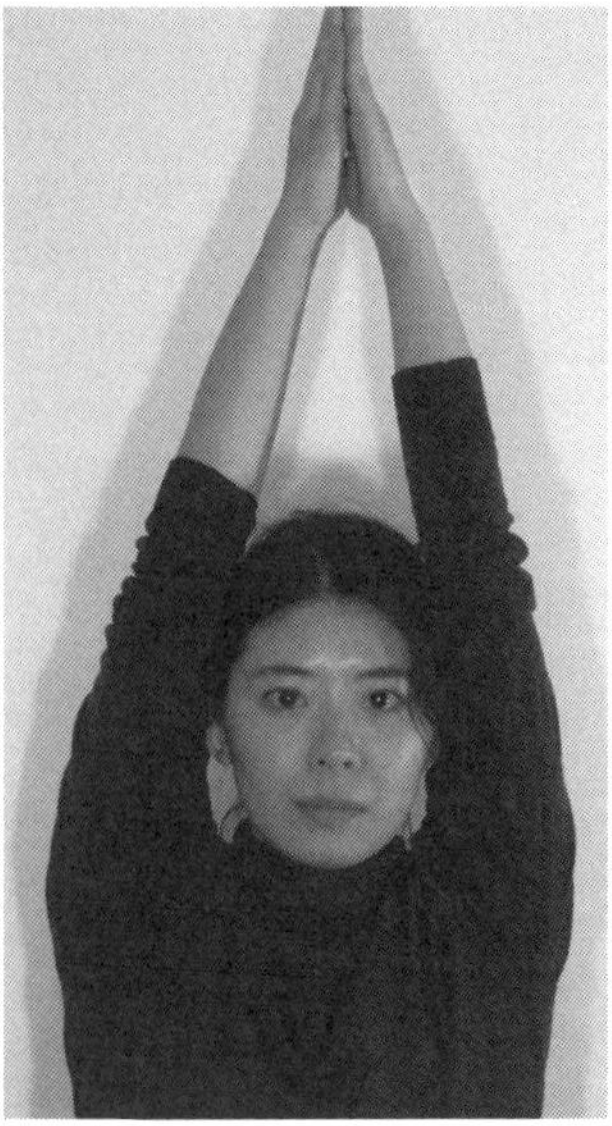

③後頭両腕ストレッチ

頭の後ろで左右の肘を手で持って、背筋を伸ばします。腕の組み方を替えて行ないます。

④両腕頭上伸ばし

真っ直ぐ両腕を頭上に伸ばし、手の平を合掌するようにピタッと合わせながら、息をゆっくり吐き切ります。

ⓥ体幹柔軟ストレッチ⇒骨盤が矯正され、身体の柔軟性が高まる

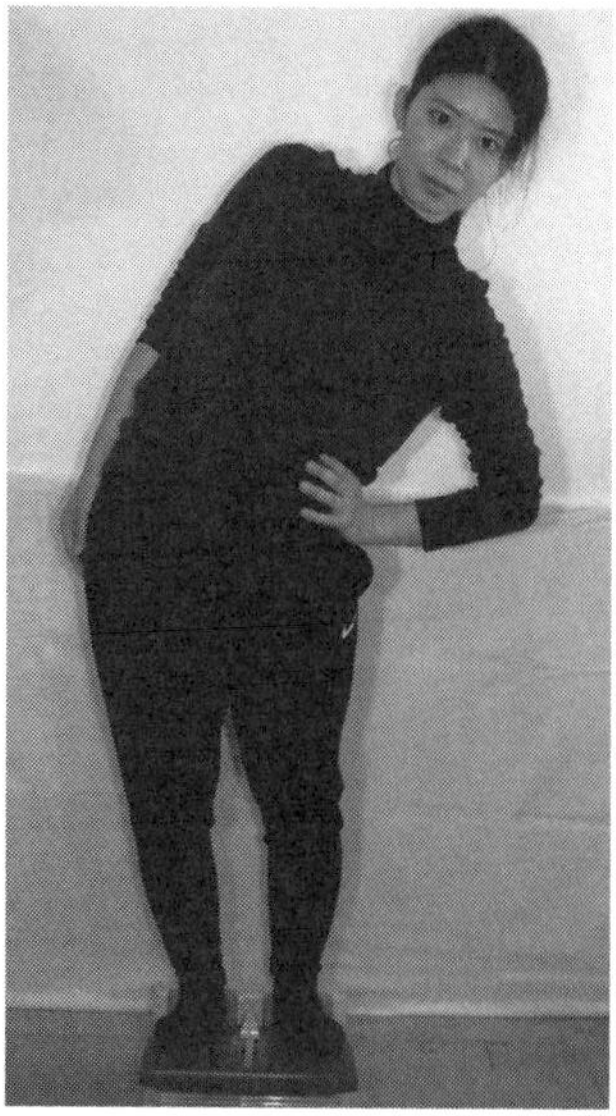

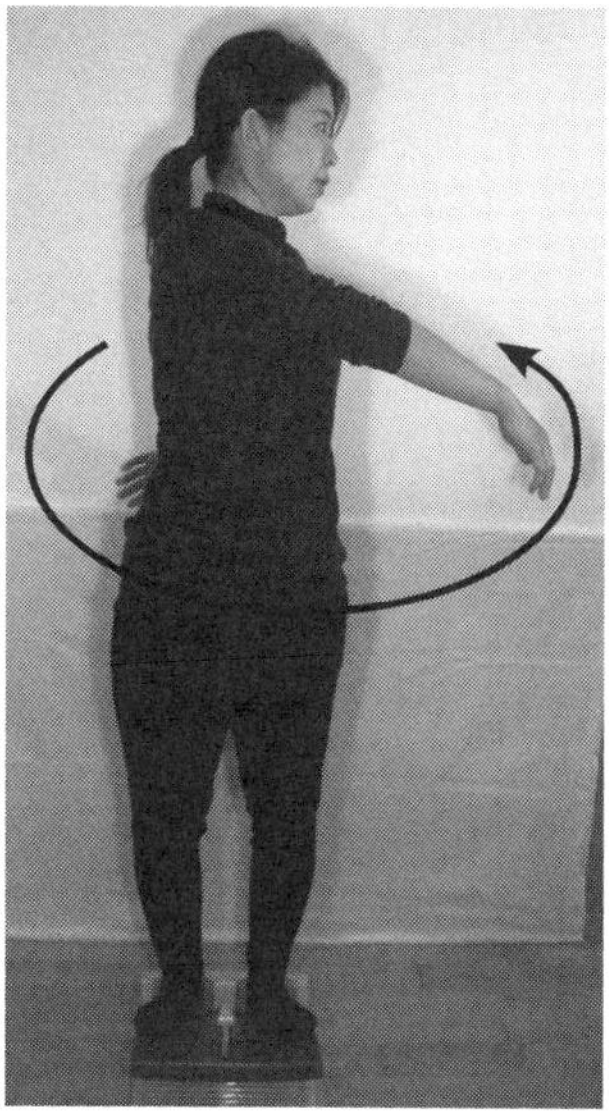

①体幹脇伸ばし

片腕で脇を押さえ、真横へゆっくり倒します。そのとき、息もゆっくり吐きながら限界まで身体を真横へ倒します。左右で行ないます。両脇、体幹、腰の筋が伸びます。

②体幹柔軟ストレッチ

両腕を左右横へ伸ばして、大きく振ります。これによって、腸の活動が刺激され、骨盤が矯正され、体幹の柔軟性が高まります。

③前屈

指先を真っ直ぐ伸ばして前屈します。アキレス腱、ふくらはぎ、ハムストリング（大腿）、腰が伸びます。毎日続けることで、アキレス腱から体幹まで柔軟になり、より深く前屈ができるようになります。初心者の多くは写真Aのようになりますが、数週間後には写真Bのように深い前屈ができるようになります。

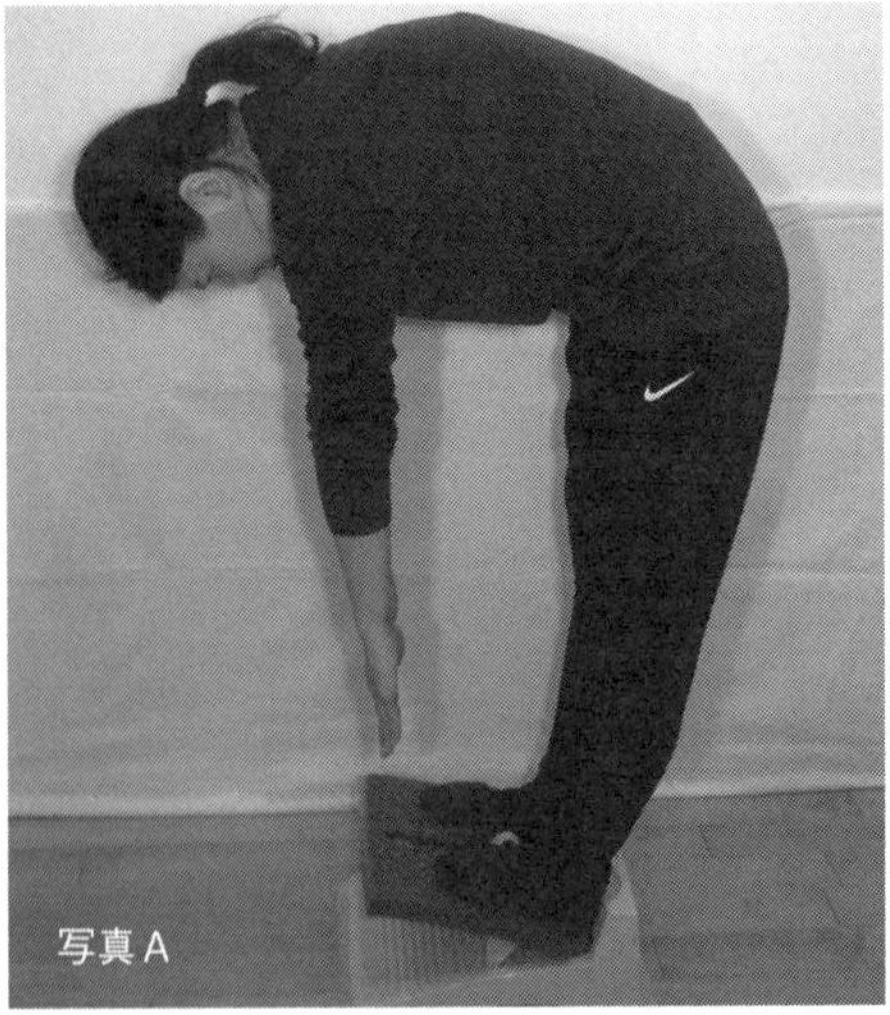

写真A

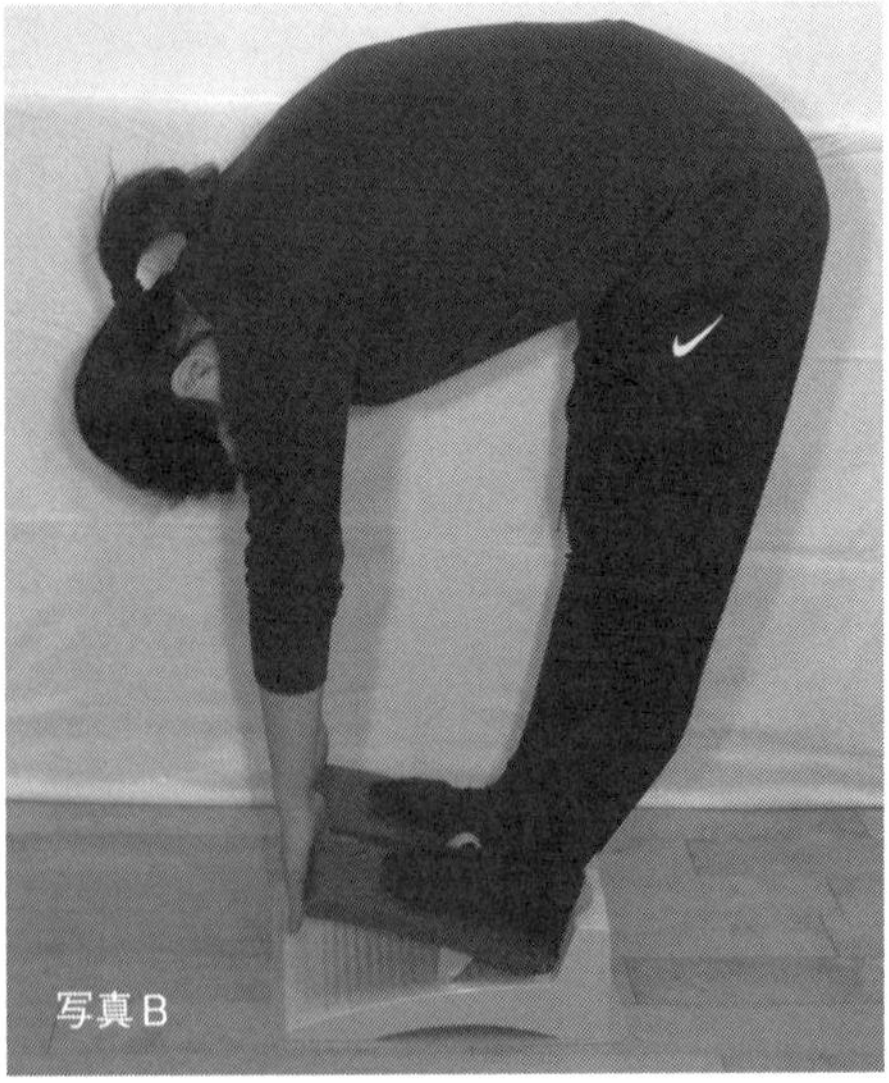

写真B

(vi)ストレッチボードで丹田呼吸トレーニング⇒より早く丹田呼吸が身につく

丹田呼吸トレーニングをストレッチボードに立って行なうと、より早く効率よく丹田呼吸が身につきます。

丹田発声、丹田呼吸を身につけるコツはお尻を締めて行なうことですが、平らな床に立って行なうと、とくに初心者はお尻を締めることができず、丹田発声も丹田呼吸もうまくできないことが多いのです。ストレッチボードに立てば、自然にお尻がキュッと締まります。それによって丹田軸が安定し、呼吸する際に横隔膜が上下しやすくなります。このとき後ろ手合掌すれば、胸は大きく開き拡張するので、さらに呼吸しやすくなります。

①20秒で息を吐く（呼気）

ストレッチボードに立って後ろ手合掌をし、最初胸いっぱいに大きく空気を吸い込みます。

次に、口をおたふくのように膨らませ、口先をすぼめ息音を立てるように、ゆっくり20秒かけて肺の中の空気を口からできるだけ吐き出します（呼気）。これは、口周りの筋肉と肺の筋肉を鍛え、口周りのしわ防止にもなります。

それでも、肺には汚れた空気が残っていますから、最後にこれをすべて吐き出すつもりでフッと息を吐きます。

②8秒で吸う（吸気）

鼻から8秒かけて吸い込みます。広げた胸いっぱいにゆっくり新鮮な空気を吸い込み、丹田まで落とし込むイメージで行ないます。

③2秒間止める

吸い込んだ酸素が全身細胞へ行き渡る様子をイメージします。

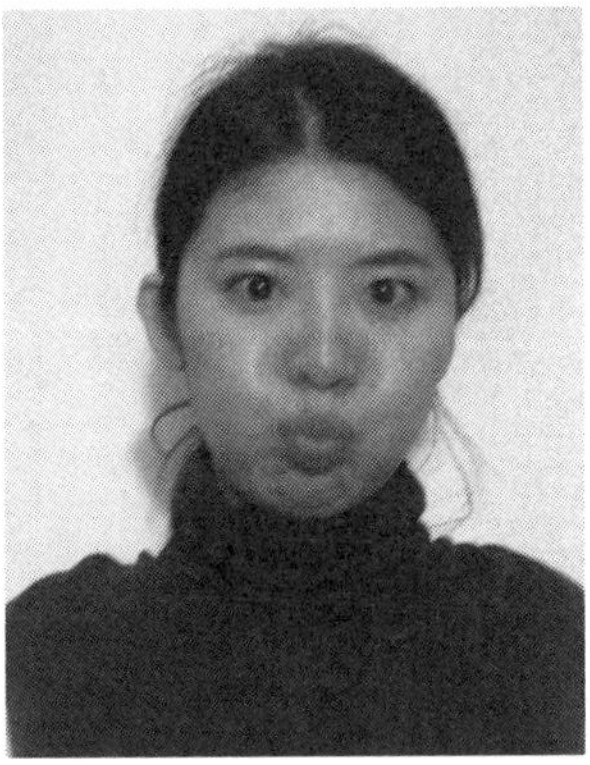

この①、②、③をくり返し行ないます。

ⅶストレッチボードで丹田発声トレーニング⇒より自然に丹田発声になる

ストレッチボードに立ち、後ろ手合掌状態で丹田発声トレーニングを行ないます。平らな床立ちと違い、ストレッチボード立位ではお尻がキュッと締まるので、へそ下10㎝の丹田を意識して発声すると自然に丹田発声になります。次の順番で行ないます。

①一音一音を各10秒間で発声します。息をすべて吐き切るようにして、丹田発声を行ないます。

②次に、一音一音を各5秒間で息をすべて吐き切るように発声します。
③次に、一音一音を各2秒間で息をすべて吐き切るように発声します。
④最後に一音一音を各1秒間で、気合いを入れ腹の底（丹田）から声を発するようにして発声します。

ⅷストレッチボードで歌唱練習⇓音域が広がる、声量が増す、声のツヤが出る

ここまで行なったら、次はそのままストレッチボードに立って歌唱練習をしてみてください。丹田発声で歌えるようになります。

しかも高低音域のオクターブが広がり、声量もグーンと増し、ツヤのある声で歌えるようになります。

第2章 「丹田発声・呼吸法」でボイストレーニング

丹田式ボイストレーニングは声だけでなく身体も若返る

Ｓａｔｏｍｉ（北川都巳）さんは、名古屋を拠点にプロの歌手（ボーカリスト）として活躍していますが、「ボイストレーニング教室」も主宰しています。

２０１８年から、私が主催する10種類以上のセミナー（能力開発、潜在能力開発、若返り食生活、手作り酵素、丹田強化トレーニング、予防医学とセルフケア医学、英語……）すべてに参加されました。そこで得たことを自らの歌唱力アップと健康増進のために取り入れただけでなく、それまで主宰していた「ボイストレーニング教室」に丹田発声と丹田呼吸を取り入れました。そして、「Ｓａｔｏｍｉ式丹田ボイストレーニング教室」として指導に当たっています。

教室では発声や呼吸の改善のために、まず身体をゆるめるストレッチと、丹田軸を中心とした正しい姿勢づくりの指導を行ない、続けて丹田発声のトレーニングを行ないます。

この教室が歌唱力の向上を目指すだけの一般的なボイストレーニング教室と異なるのは、姿勢や体調が原因で生じる声の不調、加齢に伴う声の変化などを根本から解消していくことです。そこから、ハリやツヤのある若々しい声をつくり出していきます。

進化したSatom.iさんのライブは順調にファンが増えていましたが、そんな矢先、突然新型コロナウイルスによるパンデミックが生じました。緊急事態宣言も加わり、日本中のライブは激減しました。

ところがそんな状況下で、「Satom.i式丹田ボイストレーニング教室」の受講者は増えてきています。地元の名古屋だけだった教室は、東京、大阪でも開催され、オンラインでの指導も増えています。新型コロナウイルス登場以前より、かえって多忙を極める日々になってしまいました。

その理由は第一に、丹田ボイストレーニングが声だけでなく身体の若返りにもつながり、心身の免疫力がアップして根本的な新型コロナウイルス対策にもなるからです。

第二の理由は、Ｓａｔｏｍｉさんの昔を知る人たちが、彼女の進化ぶりをよくわかっていたからです。Ｓａｔｏｍｉさんは、若いころから歌手だったわけではありません。大学卒業後、小中学校の算数、数学の教員を務め、紆余曲折の後、44歳で初めてプロの歌手としてメジャーデビューした、たいへん遅咲きの歌手です。

しかも、ただ歌が好きだっただけで、歌手としての本格的な基礎訓練を受けた経験はまったくありませんでした。そんなところから出発したため、歌手としての土台づくりも並行して行わなければならなかったのです。このへんのことは、前著『52歳で折返し120歳で現役　丹田発声・呼吸法で医者要らず』でＳａｔｏｍｉさんが自ら詳しく述べられていますが、その一部を引用して紹介します。

教員から歌手の道へ

私は２０１３年の44歳からボーカリストとして活動していますが、音大などで声楽を専門的に学んだことがあるわけではありません。大学を卒業してからは岐阜県の公立小学校の教員として勤め、その後は中学校に勤務しました。担当教科は音楽ではなく、数学でした。

しばらく教員をしていましたが、母が病気になり看護退職しました。その後、生きがいを求めてさまざまな仕事に挑戦しましたが、自分が心からやりたい生涯の仕事が見つからず、行き詰まってしまいました。

そんな私にある大きな転機が訪れ、子どものころから憧れていた歌手になることが本当の夢であったことに気づいたのです。そこにたどり着くまでに、いく度も難局に見舞われましたが、その都度、私を励まし救ってくれたのは歌でした。

歌手としてステージに立って見えた課題

歌が上手になってからライブをはじめようと考えていたのでは、いつまでもはじめられないと思い、次の月からライブをはじめました。集まったのは友人たちが中心でした。ところが実際にステージに立って歌いはじめると、お客様を心から癒すライブをするためにはいくつもの課題があることがわかってきました。とくに歌唱力を上げるためには、まずその土台となる声づくりが必要だったのです。私の場合は、３つの大きな課題がありました。

①喉のトラブル

元々喉が弱く、小学校の教員時代も声が出なくなったことはたびたびありました。なんと、教室にスピーカーを置き、ピンマイクをつけて教壇に立っていたほどです。そんな私が歌手活動をはじめてからは、毎日歌の練習をすることになり、多い日は5時間ほど、少ない日でも1時間は歌っていました。やはり声が枯れてきました。

しかも乾燥する冬の季節に風邪を引いたり、春に体調を崩したりすると喉に炎症が起き、真っ赤に腫れて声が出なくなることも。1カ月ほど声を出せなくてドクターストップがかかったこともあります。とにかく、しょっちゅう喉のトラブルが続いていました。加湿器とかマスク、のど飴、うがいなどいろいろやってみたものの、追いつきません。

声枯れ、喉のトラブルの原因は、そもそも発声の仕方が間違っていることにありました。喉を締めて力を入れて喉声で歌っていたので、全ての負担が声帯に集中してしまっていたのです。

②声量不足

ステージで、すごく力を入れて、がんばって歌っているのに、声が細くて会場全体に届いていないと感じていました。しかもライブ当日、リハーサルで1時間ほど歌うと疲れてしまい、本番は最初からしんどくて声が出にくいのです。MC（トーク）をしていても声が枯れてきます。

声量が不足していることは明らかで、姿勢が悪い、呼吸が浅い、発声のための筋肉が弱いといったことが関係していました。そのほかにも、芯のある声質、声の伸び、音域、響き、表現力、滑舌などをもっと豊かにすることが必要でした。

③体力不足、スタミナ不足

ワンマンライブでは一人で全てをやることになります。宣伝、集客、衣装、演出、会場の設営など、ライブ当日までにやることはたくさんあります。こんなことで当日うまくいくだろうかと思うと、プレッシャーで押し潰されそうになり寝込むこともありました。

当日の受付などはお願いしていましたが、ライブ本番に大勢の前で歌を歌うこと、話をすることは相当のパワーを必要とします。一度のステージで10から15曲ほど歌い、歌の途中にはMC（トーク）もあります。時間にすると約2時間ですが、ステージが終わったあとは、お客様のお見送りもします。

私は、元々疲れやすい身体で体力もないため、ライブの途中でへたってきます。何とか頑張ってライブを終えるころには、もう立っていられないくらいでした。しかも、緊張すると食事が喉を通らず、歌やMCでは汗びっしょりになります。1回のライブで、いつも体重が2キロくらい減っていました。

ライブのあとは、熱を出したり、疲労困憊でぼーっとしたりして、元に戻るのに2、3日かかっていました。

3つの課題解消に取り組む

私の体力不足、スタミナ不足の原因は、姿勢が悪いこと、呼吸が浅いこと、ストレスに弱いことなどです。なんとかしたいと思い、ライブを続けながらいろいろなトレーニング教室に通い、発声法や呼吸法とともに、身体を整える努力もしました。

○発声法

最初は、ひたすら歌い続けるトレーニングばかりしていました。最高で1日7時間くらい歌い続けたこともあります。ところが、歌えば歌うほど喉がしんどくなり、疲れてきます。毎週ボーカルトレーニングにも通い、腹式発声で歌っているつもりでしたが、実際は胸式発声の域を出ていなくて喉声だけで歌っていたことに気づきました。だから、声が枯れたり、喉のトラブルが起こったり、ひどくなると声が出なくなっていたのです。

そこで、喉だけでなく身体全体を使って歌うための本格的な腹式発声に取り組むことにしました。

○発声に伴う呼吸法

本格的な腹式発声で歌うためには、当然、深い呼吸が必要です。そこで、いくつもの腹式呼吸のトレーニング教室に通い、深い呼吸を身につけることにしました。その結果、腹式発声で歌うことができるようになっていきました。

○身体を整える

身体は声を出すための楽器です。いい演奏をするには楽器を整えておくことが大切なように、いい声を出すには身体を整えることがとても大切です。ところが私の身体は硬くてガチガチであり、身体の可動性と柔軟性が低かったのです。

じつは、そのために呼吸が浅くなり、本格的な腹式発声もできなくなっていました。しかも、呼吸が浅いと体内の酸素が不足するので、スタミナ不足になったり疲労感が強くなったりしやすいのです。そこで私は、身体を柔らかくするためのストレッチや姿勢を整えるトレーニング、さらに持久力、筋力を高めるトレーニングにも取り組みました。

ワンマンライブをくり返しながらトレーニングを続ける、しばらくそんな時期を過ごしましたが、自分なりの試行錯誤に限界を感じるようになりました。

そんなとき出会ったのが、有名なアスリートの身体のケアもしている治療家の先生でした。その先生から言われた言葉は衝撃的でした。私の体型や姿勢、身体の癖を見て、「これでよく歌っているなぁ。この身体では歌を歌うのに向いてない」と言われました。

たしかに、このままの身体で歌い続けることはあまりにしんどいと感じていました。先生の言葉を聞いて、本当の原因がわかり、きっとここから道が開かれていくという予感がしました。私に必要な治療と指導を受けることにしました。

まずはっきりわかったのは、私の身体のウイークポイントです。上半身は猫背で巻き肩、ストレートネック。腹部は反り腰で骨盤前傾。下半身は内股でO脚。足の指が伸びない（身体を指で支えられない）。身体が全体的に硬く柔軟性がない（とくに肩甲骨や骨盤が硬い）。

はじめのころは、身体がつらくなると先生の治療院に駆け込むといった感じでした。たいていは週に一度、ときには二度になることも。とくにライブの前日は必ず行き、治療を受けて身体を整えて、ライブ後は時間のあるときにメンテナンスに行きました。

治療の前と後で身体の状態が違っていることは、歌う声でも確認できました。治療院に行くときに車の中で歌う声と、帰りの車の中で歌う声が違うことに驚かされます。身体を整えることが、声にどれだけ影響することかを身を以て実感しました。

ただ、何十年も続けてきた悪い姿勢の癖を修正するのは簡単ではなく、週に一度先生の治療院に通うだけでは難しいと感じました。先生から家でやるトレーニングも教えていただき、わからないことがあるとすぐに電話で聞いたり、歌っているときの写真や動画を見てもらったり、録音した音声を聴いてもらったりしてアドバイスを受けるようにしました。

丹田発声、丹田呼吸に出会う

そんな試行錯誤の歩みのなかで出会ったのが、松井先生が指導されている丹田発声・丹田呼吸だったのです。そこで学んだことを土台に「Ｓａｔｏｍｉ式丹田ボイストレーニング法」を確立しました。

私のボイストレーニング教室での発声練習は、歌を歌うための〝歌声〟だけでなく、話をするための〝話し声〟のための基礎づくりを大切にしています。さらに、声の出し方だけでなく、姿勢が良くなり、呼吸が深くなることで身体全体を健康にしていくことを目指しています。それが可能であると確信できたのは、松井先生が指導している丹田発声と丹田呼吸のトレーニングを知ったからです。

腹式呼吸が発声に良いこと、身体に良いことはよく知られています。ところが、いくら意識して腹式呼吸のトレーニングをしても、日常の呼吸は以前のままで浅いままです。

松井先生のお話では、昔の日本人（サムライ）には気合いを入れて大きな声を出す習慣がありました。それによって自然に深い呼吸が身についていたというのです。とくに伝統的な武術では、腰から気合いを発するようにして大きな声を出します。それによって自然に丹田発声と丹田呼吸が身についたのです。

松井先生がセミナーで能の謡を実演したとき、私は仰天しました。セミナールーム全体が振動し、聞いている私の背骨もバイブレーションを起こしたのです。朝から夕方までの長時間のセミナーでも、ずっと立ちっぱなしで丹田発声で講義をしておられます。参加者全員が、先生はよく疲れないなあと感心していました。

疲れるどころか時間が経つほどますますパワフルになる松井先生の話を聞いていると、私たちも元気になります。そんな松井先生のセミナーに参加して、「あっ、これが本物の丹田発声だ！」と嬉しくなりました。広いセミナールームで、決して大声を張り上げて話されているわけでもないのに、室内全体にハリのある声が響き渡ります。この丹田発声なら、喉に負担がかかることなく発声できるし、歌い続けることができると思いました。

松井先生の呼吸が深いこと、呼吸回数が少ないことにも驚かされました。「みなさん、息を長く吐き続ける競争をしましょう」と言われて、全員で長息競争をしました。そのとき松井先生は、口を大きく膨らませ口先をすぼめて小さな息音を立てながら、2分間近く息を吐き出し続けました。参加者は全員、途中でギブアップしていました。

丹田呼吸が身につくと、そのように長くゆっくりとした呼吸ができ、呼吸の回数もどんどん減少するというのです。そのためには、毎日、丹田発声のトレーニングを行なうだけでいい。次第に普段の会話発声が丹田発声になり、呼吸は自然に深くなるとおっしゃいました。

さらに私にとって初耳だったのは、丹田発声を身につけるには「丹田を中心にした基軸の筋力」を身につけることが必要であるという話でした。その後参加した丹田強化筋力トレーニングのセミナーでは、下腹筋を中心に足腰の筋肉と肩甲骨の筋肉をつけるとともに、関節を柔軟にすることが丹田発声の土台をつくるという話を聞きました。丹田軸を作るための松井式ストレッチボード丹田軸強化法もとても役に立ちました。

丹田発声には肉体づくりが重要なのです。そのことは、松井先生ご自身が若々しいアスリートのような肉体を持っているのを見てもよくわかります。

声が変われば人生が変わる

まず私自身のトレーニングに丹田発声と丹田呼吸を取り入れて毎日行ないました。さらに、私が主催するボイストレーニング教室では腹式発声と腹式呼吸の指導を行なっていましたが、そこにも丹田発声と丹田呼吸を取り入れました。

私自身は、毎日トレーニングを行なっていると少しずつ呼吸が深くなってくるのがわかりました。全身に気のエネルギーが満ちてきて、体力的にも精神的にもパワーアップしていきます。

私のライブのテーマは、「癒しと元気」です。思い切り情熱とエネルギーをぶつけて、歌い、踊り、ＭＣ（トーク）もしますが、それまでは終了すると、いつもヘトヘトに疲れ切ってダウンしていました。

ところが、丹田発声と丹田呼吸が身についてくるにつれて、ライブがさらにパワーアップし、終了後も元気でいられるようになったのです。お客様から「歌声と姿にオーラがあり、以前にも増して輝いているよ！」「声に力強さとツヤが出てきた！」「ますます心に響いてきて感動で涙が出た！」などと言われることが多くなったのです。丹田発声、丹田呼吸を取り入れることで、さらに自分の課題を一つひとつクリアでき、声の進化や身体の変化、心の変化を実感できるようになりました。

声づくりをするということは、身体づくりをすることでもあり、心の在り方をしっかり固めることでもあると感じます。まさしく「声が滞ると人生も滞ってくる。声が響けば人生も響く」のです。

声と人生は繋がっていて、声が変われば人生は変わる。これは歌手をしている私にだけ当てはまることではなく、誰にでも当てはまることだと思い、世の中のお役に立ちたいと思って「Ｓａｔｏｍｉ式丹田ボイストレーニング教室」を始めました。

まずは、丹田力が上がる姿勢を練習することから始まり、丹田呼吸法、丹田発声法、丹田滑舌法、さらに丹田力コントロール法や、丹田力で周囲への影響力を増す方法まで、まさに丹田尽くしで、レッスンをしていきます。

それぞれの目標や、身につけるポイントを表にまとめておきます。

①自分の声を知る	
目　標	声の大切さを知り、自分の声を知り、理想の声を明確にする
ポイント	・自分の声の重要性 ・声のしくみを知る！ ・もっとも大切な基本の姿勢＆声づくり
②丹田呼吸法	
目　標	しっかり吐いてたっぷり吸う呼吸こそが声のベースとなる感覚を知る
ポイント	・ダイエットにも効くことを体感する ・胸式呼吸＆腹式呼吸＆丹田呼吸を体験する ・正しい丹田呼吸を知る（基本編）
③丹田発声法	
目　標	呼吸と発声をつないで丹田からの声を鳴らす
ポイント	・丹田発声と丹田呼吸（応用編）を体験する ・横隔膜と支えを意識する ・声帯と横隔膜筋のトレーニングで声を響かせる
④丹田滑舌法	
目　標	丹田を意識して滑舌を良くする
ポイント	・滑舌が良くなる丹田呼吸＆丹田発声法を体験する ・表情筋、口輪筋のリフトアップで声をコントロールする ・舌の柔軟性アップで動かしやすくなるスマイル発声トレーニングを行なう
⑤丹田力コントロール	
目　標	声や呼吸のコントロールで表現力をアップする
ポイント	・よく通る大きな声を出す ・小さくてもはっきり聴こえる声を出す ・声のコントロール、メリハリ、テンポ、ボリュームなどを知る
⑥丹田力と影響力	
目　標	自分の身体と心の振動を「声」で表現する
ポイント	・伝わる声、影響力のある声を体感する ・営業に効果的な話し方を知る ・表現力UP、魅力的な自分になるのに役立つことを知る

また、「Satomi式丹田ボイストレーニング教室」では、「声からの若返りで心も身体も若返りましょう！」をテーマにしてトレーニングを行なっています。

「Satomi式丹田ボイストレーニング教室」で素適な体験

ここで、新型コロナウイルス出現後の参加者の声をいくつか取り上げてみます。いろんな年代の女性と男性の方たちです。

声が若返ると身体も若返る（女性・80代）

この歳でも声が良くなったと褒められると嬉しいです。声が若返ると身体も若返ってくるのを感じます。

一人で住んでいると話すことも少なくなるから、声を出すことが大切だと思ってレッスンに出かけます。お陰様で風邪を引くこともなく元気いっぱいです。新型コロナウイルスも怖くなくなりました。

身体がほぐれて気持ち良かった（女性・50代）

初めてレッスンに参加したときは、「目からウロコ」でした。自分の呼吸のことなんて意識したことがなかったから、肺の動きや自分の息の量を感じることができました。レッスンのビフォーとアフターを比べたときに、たった3つのストレッチでこんなに身体が変わるんだなぁと驚きました。身体がほぐれて気持ち良かったので、ぜひこれを続けたいです。

声を褒められるのが嬉しい（男性・70代）

マイク無しで会議をしています。40人を超える社員の前で話しますが、とてもいい声だと褒められるようになりました。家ではあまりできないが、定期的にレッスンに行くことで声の出し方が身についてきました。やはり、声を褒められるととても嬉しいです。健康法として続けていきたい。

声が出ないのは肩こりとつながっていた（女性・40代）

レッスンに参加して、私の声が出ないのは肩こりともつながっていることがよくわかりました。舌を伸ばし、姿勢を整え、身体を使って丹田から発声できると、とても気持ちよく声が響きます。これからも、癖がついている舌や姿勢を矯正するストレッチを続けていきます。

姿勢が良くなり呼吸も楽になった（男性・80代）

最近、姿勢が良くなったと褒められます。以前は猫背がひどく、よく家族から「背中が丸い！」と指摘されていました。姿勢が良くなると、呼吸も楽になります。たくさん息が吸えると気分も良くなるので、毎日ストレッチと体操をするようになりました。毎年、風邪を引いていましたが、ストレッチを開始したときからもう2年以上、風邪を引いていません。

声がよく届く（女性・50代）

仕事で子どもたちに大きな声で指導しているのですが、いつも声が枯れてしまって、ヘトヘトになっていました。丹田発声ができるようになってからは、声枯れはありません。それどころか、以前よりも声がよく届いているようです。だから、仕事もやりやすく、何よりも楽しくなりました。身体の使い方がわかったことも嬉しいです。

声と姿勢が関連していることがわかった（女性・60代）

声のボリュームが大きくなってきました。姿勢のことは大事だと日ごろから思っていましたが、声と姿勢がこんなにも関連しているとわかって、目からウロコでした。定期的に受ける楽しいレッスンが待ち遠しいです。

話が伝わるようになった（女性・50代）

自己紹介で名前を言っても、正確に聴き取ってもらえなくて毎回説明し直していました。それで人と話す自信をなくしていましたが、なんとたった2回のレッスンで滑舌が良くなり、一回でこちらの話が伝わるようになったのです。とても気分が良く、嬉しいです。ぜひ、これからも続けたいと思っています。

詩吟の先生から初めて褒められた（女性・70代）

いつもイライラしていて詩吟の先生からも叱られてばかりでした。だから、通うのがほんとに嫌でした。褒めてもらえたことなんて一度もなく、10年以上ほんとに悔しい想いばかりしていました。

丹田のレッスンをし始めると、呼吸することが楽しくなりました。そして、2回目のレッスンを受けた後、そのままの気分で詩吟の先生の前で歌ったら、なんと10年以上褒めたことがなかったのに「いい声ですね〜」と、初めて褒められたので、とてもびっくりしました。家族とも冗談を言い合ったりすることが増えて、怒ったりイライラしたりすることも減った気がします。

健康を守る秘訣がわかった（女性・50代）

レッスンを始めてから、身体がぽかぽかするようになりました。体温が上がったからです。免疫力も高まったのだと思います、風邪を引くこともまったくなくなりました。コロナへの恐怖も和らぎ、自分の健康を守る秘訣がわかってきました。自分に自信がついてきました。

余分な力が抜けていい声が出る（男性・40代）

こんなに楽に呼吸できるなんて、ほんとうに驚きました。これまでは知らないうちに身体や口の周りや舌が緊張していたこともわかりました。身体が緩んでくるのが感じられて、なんだか嬉しいです。感動！　身体の余分な力が抜けてきて、いい声が出るように。身体はほんとに軽くなって、疲れが溜まりにくくなりました。

声を出すことに自信がついた（男性・40代）

レッスンしていくうちに、呼吸が深くなり、気分が良くなりました。そして、声がよく響くようになったおかげで、仕事のプレゼンでとてもいい評価が得られました。

崩れていた姿勢が整い、気持ち良く呼吸できるようになって、声を出すことに自信がつきました。首はまだまだ硬いのですが、徐々にほぐしていきたいと思います。レッスンのたびに自分の意識もリセットできて、とてもありがたいです。

体調がとてもいい（女性・60代）

レッスンするたびに、テンションが上がっていい気分になります。毎日ストレッチするのが気持ち良く、毎日続けられます。夜はよく眠れるので体調がとてもいいです。免疫力が上がる感じがします。

優しい声になったと言われる（男性・70代）

これは単なる声の勉強じゃなくて、人生の土台になる勉強だと思って、毎回楽しみにしています。身体や顔の余分な力が抜けてきて、リラックスできます。怒ることもなくなってきました。優しい声になったと言われるようになったのはとても嬉しいです。

歌うのが楽しい（男性・90代）

声がよく出ると活力が湧いてきます。体調がイマイチでもレッスンして声を出すと、いい声が響き、気分も良くなってやる気が湧いてきます。出なかった声が出て、さらに楽しく歌うことまでできるようになったのはとても嬉しいです。ほんとに歌うのが楽しいです。

自分の声に勇気が湧いてきた（女性・30代）

レッスンでビフォーとアフターの声の違いを聞いたとき、とてもびっくりしました。嬉しくて思わず涙が出ました。そして、自分にもこんな声が出せるんだと、勇気が湧いてきました。

丹田を意識して発声できるようになってきています。

見た目も声も若くなったと言われた（女性・50代）

なんだか少し声が低くなってしまったことが気になっていました。レッスンはとても楽しくて、笑いながら時間が過ぎてしまいます。最近は、久々に会った友達から、見た目も声も若くなったねと言われて、とても嬉しかったです。もっともっと若返りたいです。

変化を実感できる（女性・70代）

レッスンを始めてから、姿勢や声を褒められるようになって、人前で話すことや歌うことも楽しくなりました。気づいてみると、以前はときどきあった誤嚥がまったくなくなっていました。そんな変化を実感できるので、毎朝ストレッチする習慣も身についてきています。このまま続けたいと思っています。

咳が出なくなった（女性・60代）

夜ベッドに入ると咳が出てしまって、ひどいときは夜中に起きてしまう状態でしたが、咳が出なくなり、朝までゆっくり眠れるようになったことがとてもありがたいです。

肺活量が多くなっている（女性・60代）

定期検診の検査のときに、毎回「息を吸って止めて～」と言われるのに合わせて息を止めるのが、いつも苦しいと思っていました。それが、余裕で止められるようになりました。肺活量が多くなっているのだと思います。

歌がうまくなったと褒められる（女性・50代）

歌うときに、フレーズごとの息継ぎまで息がもたず、言葉の途中で息継ぎをしていました。それが思ったようにつなげられるので、滑らかに歌うことができます。最近は、歌がうまくなったねと周りから褒められることもよくあります。

初めて丹田の存在を体感できた（男性・50代）

丹田のワークはいろいろやったことがありますが、実感がありませんでした。先日のレッスンで初めて丹田の存在を体感しました。

それも「オッス！　頑張ります！」みたいな感じではなく、静かで安心感があって葛藤がない感じ。それで正しいのかどうか？　わからないけれど心地が良いので、自然にそこに意識が向きます。イメージで見ると、水色と紫の中間エネルギー体があるようです。とにかく、「ネバナラナイ」が減って、今までより楽になりました。

このほかにもたくさんの参加者の声が寄せられていますが、最新のものを箇条書きにして簡略に紹介します。

・ずっとあった背中の痛みがなくなった。
・冷えていたお腹が暖かくなった。
・視界が明るくなって、目の前がスッキリ見えるようになった。
・姿勢が良くなった。
・体温が上がって、身体が楽になった。
・自分の声が好きになった。
・いつものように仕事をすると疲れていたのに、まったくと言っていいほど疲れが出ない。
・仕事の依頼が増えた。
・肺気腫を患っているが、酸素濃度が上がった。
・合気道をやっているが、その感覚がびっくりするほど変わった。

・二度の手術をしても治らない腕の痛みが楽になった。
・とても穏やかな気分になれる。
・家族のケンカが減って、家族の会話が増えた。
・夜よく眠れるようになった。
・勝手に湧いてくるネガティブな考え方がなくなってきた。
・夫婦仲が良くなった。
・体調も気分もいい。
・うつが改善した。

私(著者)とは異なる背景を持つSatomiさんの指導内容

Ｓａｔｏｍｉさんの指導する丹田ボイストレーニング教室が素晴らしいと感心するのは、女性ならではのきめ細やかな内容と指導です。しかも、一般に多くの人たちが抱える喉のトラブル、声量不足、体力不足、スタミナ不足などの課題をＳａｔｏｍｉさん自身が克服してきています。それを指導に活かしているので、同じ悩みを持つ人には即効性があります。

私の場合は、学生時代から、少林寺拳法、空手、剣道の武道を行なっていたベースがあります。そのうえ、学生時代から取り組んでいた能力開発の一環で日本語の言霊や音霊について研究していました。だから、比較的簡単に丹田発声を習得できたのだと思います。そのせいか、セミナーなどで指導を行なう際に「なぜ、丹田発声や丹田呼吸がすぐにできないのだろうか?」と不思議に思うこともありました。

そんな私とは異なる背景を持つＳａｔｏｍｉさんの指導内容には、私が指導する丹田発声トレーニングや脳幹トレーニングにはないものがあります。その一つが「あいうべええ～」という口の体操です。

私の指導する丹田発声トレーニングや脳幹トレーニングでは50音の発声トレーニングはしますが、「あいうべええ～」体操にある「べええ～」の部分は含まれていませんでした。そこで、私なりに「あいうべええ～」体操を分析してみました。

ＰａｒｔⅠで述べたように、私は49歳まで体脂肪率27%の肥満でした。そして、それが原因で10種類前後の生活習慣病を持っていました。睡眠時には「口呼吸」になっていたようです。それが狭心症や、睡眠時無呼吸症候群、ひどいいびき、花粉症の原因の一つにもなっていることは後になって知りました。

一年間で肥満を解消して標準体型になり、二年目からは食の改善も行なって腸と血管の若返りを図り、生活習慣病のすべてを解決したことはＰａｒｔＩで述べました。

ところが、睡眠時の口呼吸は完全には治まってはいませんでした。その原因は、高校２年生のときの蓄膿症の手術にあったと思います。父の蓄膿症の手術のついでに、軽い蓄膿症がある私も手術しろということで、言われるままに手術してしまいました。現在の医療なら手術せずに治せますが、一度メスを入れるとそこが免疫力のウイークポイントになります。風邪を引いたり、疲労が重なったりしたときや、杉花粉症の時期（３月）、スポーツクラブでの水泳時には度々、副鼻腔炎になっていました。その影響もあって口呼吸になり、いびきをかいたり、口が乾いて喉を痛めたり、細菌やウイルス、ホコリ、花粉を吸い込んだりしていました。

Ｓａｔｏｍｉさんの「べええ～」は、驚くほど舌が長く伸び、下顎まで舌先が届きます。注意して人々の舌を観察すると、たいていは舌のつけ根の筋肉が緊張した状態で凝っています。そのため舌筋も固まり、舌が縮んで前へ伸びません。とくに滑舌の悪い人は、極端に舌筋と舌のつけ根が固まっていることもわかりました。

私は、長くも短くもなく、平均的でしたが、毎日「あいうべえぇ〜」体操を何十回もやるようにしました。「あいう」は丹田発声で鍛えていて問題はないので「べえぇ〜」を意識して行ないました。すると、徐々に舌が長く前に出るようになりました。気がついたら、睡眠時のいびきと朝の口の渇きによる喉の痛みがなくなってしまいました。睡眠中の口呼吸がなくなり、鼻呼吸になったからです。

「あいうべえぇ〜」体操は「口呼吸」を解消し、「鼻呼吸」へ回復する素晴らしい方法だと改めて知らされました。

「あいうべえぇ〜」体操が口呼吸を鼻呼吸に戻す

「口呼吸」がもたらす多くの病気

「口呼吸は万病の元」といわれるように、「口呼吸」はさまざまな身体不調の原因になります。

①呼吸が浅くなる

口呼吸をしていると呼吸が浅くなります。その結果、呼吸回数が増加し、交感神経が高ぶってしまうため、夜は寝つきが悪く、眠りが浅くなってしまいます。

②睡眠中の口呼吸は睡眠時無呼吸症候群を引き起こす

睡眠時の無呼吸で全身細胞への酸素供給が低下すると、とくに多くの酸素を必要とする心臓では不整脈や狭心症、心筋梗塞が起こりやすくなります。いびきもひどくなります。

③免疫力が低下し、ウイルス感染、ぜんそく、虫歯、歯周病、肺疾患を招く

口呼吸が連続すると、鼻粘膜が萎縮します。本来、鼻呼吸すれば鼻腔口の繊毛でホコリやウイルス、細菌などの侵入を防ぎます。また、鼻から入ってきた空気は鼻腔粘膜によって加湿され、保温されてから気管へ入ります。

ところが、口呼吸だとホコリやウイルス、細菌などがダイレクトに口から気管へ侵入してしまいます。また、口呼吸をしていると、口腔粘膜が乾燥し、唾液が減ってしまいます。唾液の酸や口内常在菌による殺菌力が低下し、免疫力が低下してしまいます。その結果、口腔内や喉、気管支に雑菌が繁殖しやすくなりますし、ウイルスに感染しやすくなります。胃炎や潰瘍性大腸炎をもたらすこともあります。睡眠中に、虫歯菌や歯周病菌が暴れる可能性も高くなります。

「あいうべぇぇ〜」体操で口呼吸から鼻呼吸へ戻す

鼻呼吸へ回復すれば、鼻から吸い込まれたホコリ、ウイルス、雑菌、花粉、化学物質などの異物は鼻粘膜の表面にある繊毛でキャッチされ、粘液で除菌され体内への侵入を防ぐことができます。もし、そこをすり抜けても、上咽頭付近に広がる扁桃リンパ組織でキャッチされ、免疫細胞が防いでしまいます。

図を見るとわかるように、鼻呼吸と口呼吸では舌の位置が大きく違っています。鼻呼吸のときの舌の位置は、図1のように口を閉じた状態で舌が前歯の裏側に触れず、上あごにベッタリとくっついています。一方、口呼吸のときの舌の位置は、図2のように口が開いた状態で、舌が前歯（上の前歯が下の前歯のどちらか）の裏側に触れています。

舌の筋肉（舌筋）が弱まってくると、舌の柔軟性がなくなり、舌が伸びて固まったままになり、舌が前歯の裏側に当たった状態になります。そのために上下の前歯に隙間ができ、口呼吸になりやすいのです。この状態がもっと進むと、ポカンと口が半開き状態になり、完全な口呼吸となります。

夜、眠っているとき、舌が完全に下がると、無意識に口呼吸になってしまいます。その原因は、舌筋の衰えです。これを防ぐためには、舌筋と口の周りの筋肉（口輪筋）を鍛え

図1 鼻呼吸の舌の位置

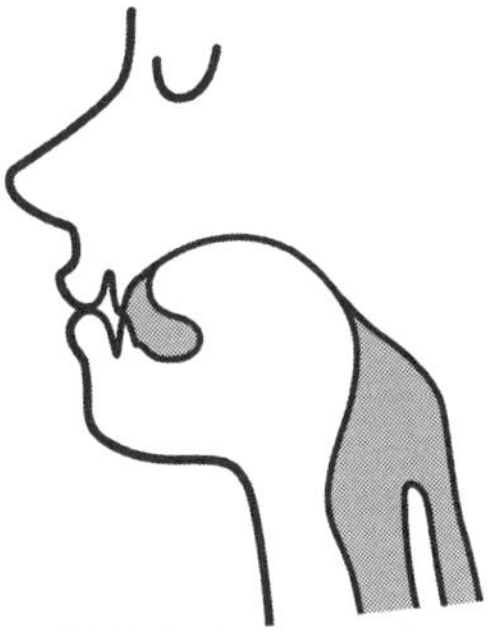

舌が上あごにペッタリと
くっついている

図2 口呼吸の舌の位置

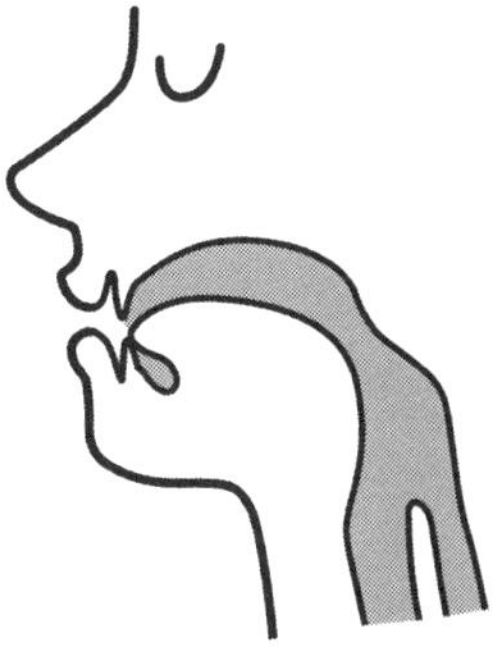

舌が下がって下の歯の先に
当たっている

「あいうべえええ〜」の基本的な流れ

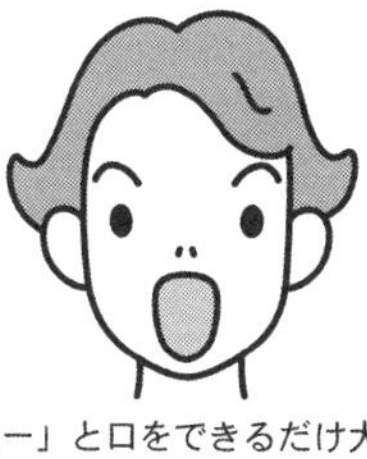

「あー」と口をできるだけ大
きく開ける

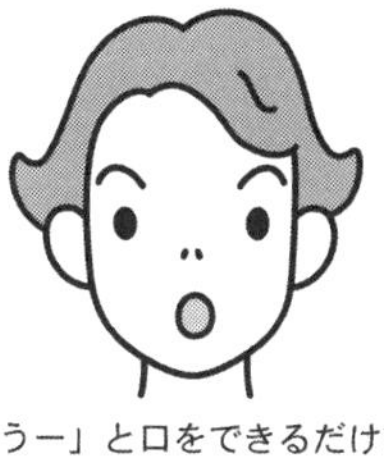

「うー」と口をできるだけ前
に突き出す

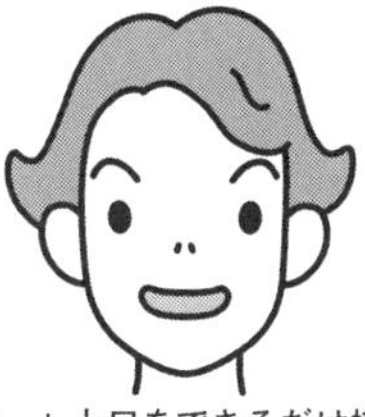

「いー」と口をできるだけ横
に開く

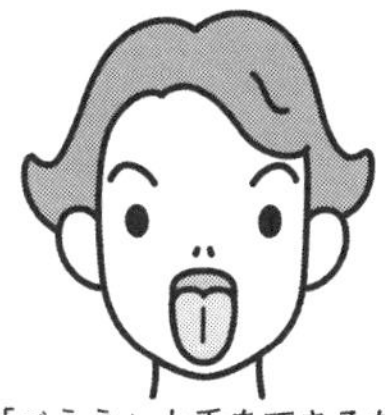

「べええ」と舌をできるだけ
突き出して下に伸ばす

ることです。そのために効果的なのが「あいうべええ～」体操です。

まず、口輪筋を強化できます。また、「べええ～」で思い切り下あごの前に向けて舌を出すことで、舌筋を鍛えることができます。さらに舌を左右へも動かします。毎日、何十回も行なうことで、固まっていた舌のつけ根がほぐれ、徐々に舌筋が強化され、舌が柔軟になり、長く前に伸びるようになります。数カ月続けると、鼻呼吸が回復してきます。

第3章　光・丹田呼吸法は究極の呼吸法

丹田呼吸がもたらす生活習慣病治療と予防

ストレスがあったり、緊張したりしているときは、無意識に呼吸は浅く速くなります。その状態が長く続くほど交感神経が優位になり、血管は収縮して狭くなります。その結果、血圧が上がり、血管の負担が大きくなります。そのうえ血液の流れも悪くなり、血流障害を引き起こします。全身の器官や臓器の細胞には十分に酸素と栄養素が送られなくなります。

逆にリラックスしているときは、深くゆったりとした呼吸になり、副交感神経が優位になります。血管は拡張し、血圧が下がり、血流が良くなるので、酸素や栄養素が全身の細胞に供給されやすくなります。

残念ながら、現代社会では、心身のストレスと緊張が連続する状態の中で暮らすことが多くなっています。どうしても交感神経優位の状態が長くなり、血流が悪くなって全身の細胞では酸素と栄養素が不足しやすくなっています。それが、さまざまな病気を誘発します。このように、私たち現代人は自律神経のバランスが崩れやすい環境の中で生活しています。

自律神経は私たちの意志とは無関係に独立して働いていますから、たとえバランスが崩れたとしても、私たちの意志でコントロールすることはまったくできないのかというと、そういうわけではありません。呼吸を利用するのです。呼吸は、無意識でも自律神経の働きで行なわれていますが、意識して行なうこともできます。つまり、呼吸は自律神経と意識の両方に関係しているのです。この呼吸の特性を利用すれば、意識的に呼吸を変えることで自律神経に働きかけることもできるのです。同じ呼吸でも、とくに自律神経を整えるのに適しているのが丹田呼吸です。

私はこのことを自分の身体で試してみたことがあります。あえて朝からまったく水分を摂らず、そのときの血液を位相差顕微鏡で見たところ、赤血球が重なり合いドロドロの血液状態になっていました。これは、極端に水分が足りないときに見られる血液状態です（写

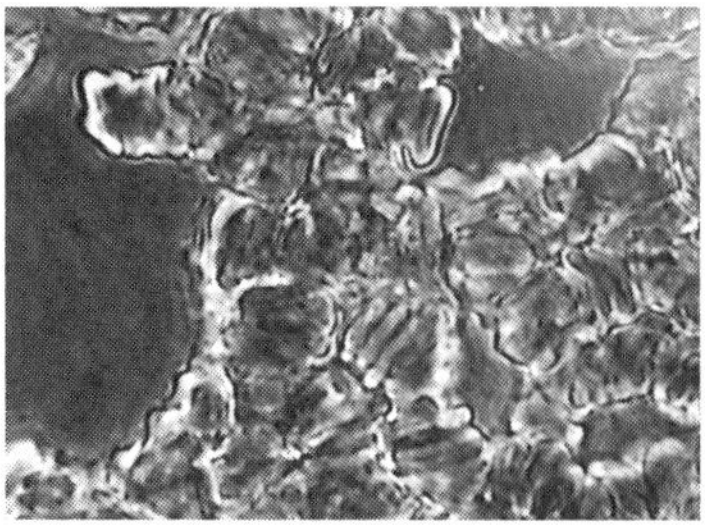

写真1　ドロドロの血液

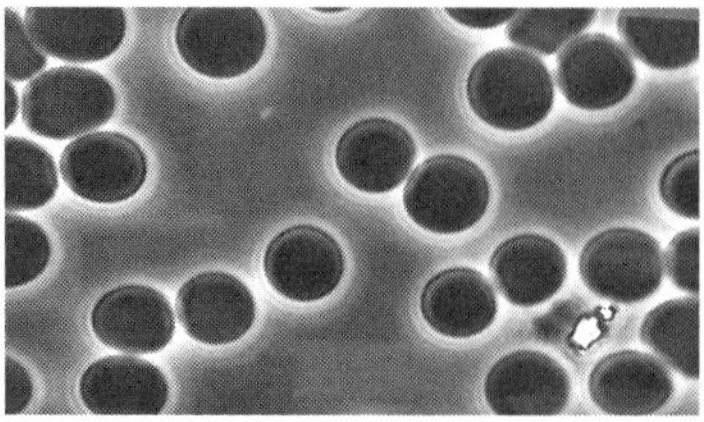

写真2　色濃く（酸素が多い）バラバラになっている赤血球

真1）。

次に5分間、丹田呼吸を行ない、その直後の血液を同じく位相差顕微鏡で見たのが写真2です。赤血球は一つひとつバラバラになり、色も濃くなっていました。赤血球のヘモグロビンに酸素が多く付着し、血液がサラサラになっています。丹田呼吸で副交感神経が優位になり自律神経のバランスが整ったことで、血管が拡張して血流が良くなることがわかりました。一般的には、水分を摂れば血液はある程度サラサラになりますが、水分を摂らず、丹田呼吸のみで血液は見事にサラサラ、赤血球はバラバラになったのです。

丹田呼吸の3ステップ

ここまでは、「丹田呼吸」とひとくくりにして述べてきましたが、じつは、この呼吸には丹田呼吸、気・丹田呼吸、光・丹田呼吸という3段階のステップがあります。

第1ステップの丹田呼吸は酸素を肺いっぱいに取り入れることを目的としています。それが身についたら次は第2ステップの「気・丹田呼吸」を身につけます。この丹田呼吸は酸素だけでなく、ヨガや気功で考えられているような、空間に満ちる気のエネルギーをも取り入れることを目的とします。

そして、第3ステップの「光・丹田呼吸」では、酸素や空間の気のエネルギーに加えて、銀河の中心を経由してやってくる、大宇宙の中心にあるセントラルサンから発せられる光エネルギー（宇宙エネルギー）を取り入れることを目的とする呼吸法です（セントラルサンや光エネルギーについては、後ほど説明します）。

丹田には下丹田、中丹田、上丹田の3つがあることはすでに述べましたが、丹田呼吸法は主に下丹田を中心に行なう呼吸であるのに対し、気・丹田と光・丹田は主に上丹田を中心に行なう呼吸です。

上丹田は脳の松果体にあります。ですから、気・丹田呼吸では気のエネルギーを松果体に取り入れる呼吸であり、光・丹田呼吸は宇宙の光エネルギーを松果体に取り入れる呼吸であると言い換えることもできます。

取り入れられた気のエネルギーと光エネルギーは松果体で増幅され、全身に広がって細胞を満たします。

丹田呼吸、気・丹田呼吸とステップを踏み、最後の光・丹田呼吸を行なうことで、私たちの潜在意識は宇宙意識につながります。肉体的免疫力の奥には精神的免疫力がありますが、その根源は潜在能力につながっています。潜在意識が宇宙意識とつながったとき、免疫力は最高の力を発揮するようになります。このことについては、ＰａｒｔⅢで詳しく述べることにします。

気・丹田呼吸のトレーニング

すでに丹田呼吸については述べてきましたので、ここでは次のステップである気・丹田呼吸について説明します。

「気・丹田呼吸」とは、単に酸素を深く多く取り込む目的以外に、空間に満ちる気のエネルギーも取り込む呼吸法です。気のエネルギーを取り込むだけに絞れば、ヨガや気功に見られる呼吸法に相当します。

気のエネルギーを多く取り込むことで健康になることはすでに広く知られていますが、なぜそうなるのか、あらためて確認しておきます。

それを理解するには、肉体が二重構造になっていることを知ることが必要です。私たちの身体は目に見えて触れることができる物理的ボディだけではありません。肉体の鋳型ボディのように重なって存在しているエーテルボディが存在しています。エーテルエネルギーでできているボディです。

旧ソ連時代に開発されたキルリアン写真というカメラがあります。このカメラはエーテルエネルギーを写すことができ、これで撮影すると事故で切断してしまった指や手も半透明な状態で写ります。ただし、死後の肉体を撮影しても何も写りません。同じく木の葉を切断して写してみても、元の木の葉が半透明で写ります。ところが、枯れた葉は切断した部分が写りません。

じつはキルリアンカメラがなくても、私たちの肉眼でもかすかにこのエーテルエネルギー体を見ることができます。黒色など濃い色の壁を背景にして、自分の手をかざし、ゆっくり動かしながら指先や手の周囲をボーっと見つめれば、霞のような半透明なエネルギー体が見えます。

エーテルボディは元気な人ほど強く大きく見えます。逆に、元気がないときや病気のときはエーテルボディは弱々しくなり、死体にはまったく存在していません。植物もまったく同じことがいえます。

このエーテルボディをつくっているエーテルエネルギーこそ気のエネルギーであると思われます。生の植物が持っているエーテルエネルギーは気のエネルギーと同じです。たとえば日常食べる食べ物を考えると、単に炭水化物やタンパク質、脂質などの栄養素を摂っているだけではありません。その食べ物が持っている気のエネルギーも一緒に取り入れているのです。とくに新鮮で生命力の強い生の野菜や果物のほうが、気のエネルギーをはるかに多く取り入れることができます。

大地も花崗岩の岩盤が分厚い山の尾根のほうが、谷間や平地よりもはるかに強い気のエネルギーを出しています。神社がそのような尾根や高い場所に立てられているのはそのためです。深山の数百年、数千年樹齢の巨木も強い気のエネルギーを発しています。

昔のお城のように、花崗岩の上に檜の巨木で建てた家のほうが気のエネルギーに満ちているのです。また、日本列島はヨーロッパ大陸のような死んだ堆積岩大地よりも、今も活動する火山が多いからこそ、気のエネルギーが強い土地であるともいえます。

人間についていえば、子どもや元気な若々しい人のほうが、枯れかけた人よりも多くの気のエネルギーを持っています。

このような私たちの周りにある気のエネルギーも取り込むことができる丹田呼吸法が「気・丹田呼吸」です。呼吸の仕方は、これまで述べてきた丹田呼吸と同じですが、松果体に気のエネルギーが流れ込んでいるとイメージしながら丹田呼吸を行なうことがポイントです。

松果体はメラトニンとセロトニンのバランサー

ここで松果体についてもう少し説明します。気・丹田呼吸、さらに光・丹田呼吸を理解するのに役立つからです。

人間の脳は、表層から深層に向かって大脳新皮質、大脳辺縁系、脳幹の順に構成されています。さらに、最深部の脳幹の中心に存在する間脳は、視床、視床下部、脳下垂体、松果体から成り立っています。その間脳の中でもっとも深くに位置し、もっとも小さい小豆ほどの大きさの器官が松果体です。その働きの解明は残念ながら、まだそれほど進んでいませんが、全身の自律神経をバランスよく働かせるホルモンであるメラトニンとセロトニンの分泌に関わっているということはわかっています。

自律神経には、交感神経と副交感神経の2系統があります。昼間は交感神経が優位に働くことで、血管が収縮し、血圧が上昇して身体は活動優先モードになります。意欲も高揚して積極的になります。逆に夜間は、副交感神経が優位になり、リラックスして弛緩状態になります。血管は適度にゆるみ、血圧は低下して身体は休息モードになります。気分も穏やかで、ゆったりと落ち着いた状態になり、ぐっすり眠りに入ることができます。

つまり、「促進」の交感神経と「抑制」の副交感神経がバランスよく働くことで、血圧や脈拍、体温、呼吸、血糖値、各内臓の働きなどが安定するようになっているのです。

このような自律神経の働きをコントロールしている2大ホルモンがメラトニンとセロトニンであり、その働きをコントロールしているのが松果体です。ですから、自律神経の安定には松果体がとても重要な役割を果たしているのです。

では、どうしたら松果体を活性化できるかということになりますが、私がおすすめしているのは気・丹田呼吸、さらに光・丹田呼吸を身につけることです。

セロトニン不足を防ぐ方法

メラトニンは睡眠ホルモンともいわれ、夜のうちに分泌されて睡眠を促進します。睡眠中に、子どもにとっては成長ホルモン、大人にとっては若返りホルモン、そして一日の疲労を取る修復ホルモンとして作用します。

夕方暗くなると分泌が始まり、午後10時から午前2時まで暗くして眠ると分泌のピークを迎えます。その後、朝には分泌が止まります。

一方、セロトニンは「覚醒・精神安定」のホルモンと呼ばれ、太陽の光を浴びる朝から分泌され、日暮れとともに分泌が止まります。朝日を浴びてセロトニンが分泌され始めると覚醒し、頭がスッキリして、さわやかな気分となり、「よし！　今日もやるぞ！」とやる気と集中力が増します。

この2大ホルモンが安定的に作用することで自律神経のバランスが整うと、昼間は交感神経が優位になって心身の活動を促し、夜間は副交感神経が優位になって睡眠を促します。

じつは、メラトニンはセロトニンから合成されてつくられています。さらに驚くべきことに、セロトニンのほとんどは脳ではなく、腸でつくられ、その大部分が腸に存在しています。しかも、体内に存在するセロトニンのうちの約90％が小腸にあり、腸内では夜間に活発に働いています。このことは、生物進化上、腸こそ「第一の脳」だったことを示しています。

残り10％のうち8％は血液の血小板内にあり、脳に存在するセロトニンはわずか2％にすぎません。

夜、メラトニンの働きでぐっすり眠っている間に、腸ではセロトニンがつくられています。それが朝日を浴び目覚めるころから分泌されて、心身の覚醒と精神安定が促進される仕組みになっています。

腸がきれいで善玉菌が多いと、セロトニンの生産は多くなります。また、夕食後、ある程度の消化を終えてから睡眠を取るほうがセロトニンの生産が多くなります。自律神経失調症は、このセロトニンの生産が減少することが影響していますし、うつ状態やうつ病にも関係しています。

大脳新皮質には140億個もの神経細胞がありますが、そのなかで「セロトニン神経」と呼ばれる神経細胞はわずか数万個しかありません。セロトニン神経は脳全体に存在していますが、大脳新皮質内のセロトニン神経は大脳新皮質の働きの抑制と覚醒をうまく調整しています。この働きがうまくいかないと、大脳新皮質の疲労が取れず、ストレス状態になります。

睡眠中でも、脳幹（生命脳）や大脳辺縁系（感情脳）は眠らず、四六時中働き続けていますが、大脳新皮質（知性脳）のみ眠ります。ですから、睡眠不足はとくに大脳新皮質にとってはストレスになります。ちなみに、左脳の使い過ぎも大脳新皮質のストレスになります。

その影響は間脳にも及び、間脳もストレス状態になると、松果体の機能が低下してセロトニン分泌をコントロールできなくなります。その結果、セロトニンが不足すると、セロトニンから合成されるメラトニンも不足してきます。

２つのホルモンの不足は、自律神経のバランスを崩し、自律神経失調症をもたらします。うつ状態やうつ病も同じようにして起こります。子どもたちの無気力や集中力の欠如、多動性、落ち着きのなさといった傾向も、セロトニン不足が関係していると思われます。

セロトニン不足のいちばんの原因は、食生活の乱れやストレスによる腸内環境の悪化です。しかも、セロトニンが不足すると、メラトニンとのバランスも崩れてきます。この状態を改善するには、食生活を改善し、ストレスを軽減して腸内環境を整えることと、２つのホルモンのバランスを取っている松果体を活性化することです。

腸内でセロトニンを増やすには、トリプトファンという必須アミノ酸が必要です。セロトニンは腸内で、このトリプトファンから合成されるからです。トリプトファンは動物性タンパク質よりも植物性タンパク質の大豆類から摂取するほうが効果的です。

トリプトファンからセロトニンを合成するとき、もう一つ必要なものがあります。それは触媒として働くビタミンＢ６やナイアシンなどのビタミンＢ群ですが、これらの多くは腸内の善玉菌が食物繊維から産生します。

善玉菌のエサとなる食物繊維は、野菜、果物、海藻、玄米などに大量に含まれています。

光・丹田呼吸は松果体を活性化する究極の呼吸法

本書で初めて公開する光・丹田呼吸法は、丹田呼吸、気・丹田呼吸をベースに、上丹田（松果体）を意識しながら行なう究極の呼吸法です。

私は、長年にわたる丹田呼吸法の研究と実践体験を通じて、脳の最深部にある松果体は宇宙の光のエネルギーに反応し、宇宙意識とつながっていると感じてきました。

残念なことに、現代科学は松果体について、まだ十分に解明できていませんが、私は、松果体は3次元世界を超越した高次元世界とつながる窓口になっていると推測しています。

人体細胞を形成する主要元素は「酸素、炭素、水素、窒素」の4つですが、松果体の主要元素は珪素（元素番号14　シリコン　Si）です。水晶の99・99％は珪素ですが、珪素を主成分とする松果体も、水晶のように高次元世界の波動を感知できるのだろうと思われます。

そもそも松果体という名前は、松ぼっくりのような形をしたクリスタル構造になっていることから生まれました。炭素を主成分とする人体は、48度以上の高温下では細胞が破壊されてしまいますが、珪素は数千度でも破壊されません。そして珪素は、情報やエネルギーをコントロールできる性質を持っているといわれます。

たとえば水晶は、その精妙な振動数を利用して水晶発振時計に使われています。水晶の主成分である珪素（シリコン）は、半導体の情報処理機能になくてはならないものです。

さらに、水晶は人間の意識に作用し、感情エネルギーや気のエネルギーと共振しますし、宇宙の光エネルギーなど3次元物質世界を超えたエネルギーを蓄積したり、増幅したり、発信したりする機能も備えています。

このような水晶の特性は、主成分である珪素の特性でもあります。同じく珪素が主成分である松果体が3次元物質世界を超えた高次元の情報やエネルギーをキャッチし、蓄積、増幅、発信する働きを持っているとしても、まったく不思議ではありません。

私が松果体に意識を集中し瞑想していると、過去生（世）で体験した魂の情報が見えることがあります。宇宙の情報がイメージやビジョンで出現することもあります。あるいは、睡眠中にリアルな夢体験をすることもあります。これを明晰夢といいます。

松果体が活性化すると3次元物質世界を超えた高次元世界が見えたり、潜在能力が開花したりするのです。だから、松果体は第3の目ともいわれています。

気・丹田呼吸で鼻から空気を吸い込むと、鼻腔上部にある4000万個もの嗅細胞で、気のエネルギーもキャッチします。その気のエネルギーが大脳辺縁系の扁桃体と海馬を経由して松果体に入り、増幅されて全身の細胞へ送られます。その結果、気のエネルギーが全身に満ちてエネルギッシュで健康な身体になります。

さらに、大宇宙の中心（セントラルサン）から光エネルギーを取り込むことをイメージして丹田呼吸を行なうと、松果体を通して自分の意識と宇宙意識が共鳴するようになります。これこそ究極の丹田呼吸であり、私はこの呼吸法を「光・丹田呼吸法」と呼んでいます。この光・丹田呼吸法を実践すると、空気中の酸素と空間の気のエネルギー、そして宇宙の光エネルギーを同時に取り込むことができます。

そのために行なう光・丹田呼吸のトレーニングとして、「太陽視丹田呼吸トレーニング」と「光の柱丹田呼吸トレーニング」があります。

太陽視丹田呼吸トレーニング

宇宙創造の始まりとともに、大宇宙の中心である「セントラルサン」からは宇宙エネルギー（光エネルギー）が発せられています。この光エネルギー（フォトンエネルギーともいう）は、セントラルサンから銀河の中心に注がれ、銀河の中心から太陽へと注がれています。そして、太陽光として地球へ注がれています。

ですから、私たちは太陽光とともに、この光エネルギーを受けているのですが、これを松果体に取り込んで松果体を活性化するトレーニング法が朝日の光を受けながら行なう「太陽視丹田呼吸トレーニング」です。実際には、次のように行ないます。

①朝の太陽に向かって両腕を伸ばし、両手で三角形をつくる
②その三角形の中心に太陽を入れ、太陽光を目に入れるのではなく、眉間の中心（第3の目といわれる）に入れるようにして丹田呼吸を行ない、光エネルギーを取り入れる
③第3の目から入った光エネルギーが、そのまま脳の中心に位置する松果体に入っていくのをイメージする

太陽光を浴びるだけでもセロトニンの分泌が活性化しますが、早朝の、日の出の朝日を浴びるほうがセロトニンはより多く分泌されます。精神もスッキリ覚醒して安定し、幸福感を感じて元気になり、やる気も出ます。

さらに太陽視丹田呼吸トレーニングを行なえば、眉間の中心から松果体へ光エネルギーが大量に注入され、松果体が活性化します。メラトニンとセロトニンのバランスが整い、潜在能力を開花させることもできます。

光の柱丹田呼吸トレーニング

大宇宙の中心のセントラルサンから、太陽を経由し光エネルギーを取り込むのが「太陽

視丹田呼吸トレーニング」ですが、ダイレクトにセントラルサンから宇宙の光エネルギーを取り込み、合わせて地球の生命エネルギーを取り込む方法が「光の柱・丹田呼吸トレーニング」です。光エネルギーとともに地球の生命エネルギーを取り込むことで、自分の身体を通して大宇宙と地球がつながります。

これには「光の柱・丹田呼吸センタリングトレーニング」と「光の柱・丹田呼吸グランディングトレーニング」があります。

ⅰ光の柱・丹田呼吸センタリングトレーニング

このトレーニングは以下のように行なってください。

①肩幅で大地にしっかりと両足をつけ、丹田呼吸で鼻から空気を吸い込む。次に、頬を膨らませ、口先をすぼめて、その空気をゆっくり吐き出す。同時に、両手をゆっくり頭上へ上げていく。このとき、自分のエネルギーを頭頂の百会から宇宙へ放出する様子をイメージする。

②次に、頭上で広げた両手でセントラルサンを抱える様子をイメージし、その両手を頭上からゆっくり胸元まで下げながら、鼻から空気を吸込む。このとき、宇宙の光エネルギー

を頭頂の百会から入れ、松果体へ取り入れる様子をイメージする。
③さらに、松果体に取り入れた光エネルギーが増幅される様子をイメージする。
④次に口から息をゆっくり吐きながら、光エネルギーが下丹田まで下りていく様子をイメージする。

(ii)光の柱・丹田呼吸グランディングトレーニング

このトレーニングは以下のように行ないます。

①丹田呼吸で、鼻から空気を吸い込む。
②頬を膨らませ、口先をすぼめて、その空気をゆっくり吐き出す。このとき、自分のエネルギーが地球へ向けてすべて吐き出される様子をイメージする。両手は、下丹田から地球へエネルギーが流れていくイメージで下ろしていく。こうすることで、自分のエネルギーを地球の中心につなげることができる。
③次に、鼻からゆっくり空気を吸い込みながら、真下に下ろした両手で地球の生命エネルギーボールを持ち上げる様子をイメージし、両手を下丹田までゆっくり引き上げる。これによって、地球の生命エネルギーを地球の中心から自分の下丹田へ引き上げる。

④次に、再び口からゆっくり息を吐き出しながら、下丹田に取り入れた地球の生命エネルギーを、合掌した両手でゆっくり上丹田まで引き上げ、松果体へ留める。
⑤そのエネルギーを松果体で増幅し、全身の細胞に巡らせる様子をイメージする。ここまでを口からゆっくり息を吐き出しながら行なう。

セントラルサンの光エネルギーを取り入れる光の柱・丹田呼吸センタリングトレーニングと、宇宙の光エネルギーと地球の生命エルギーをつなげる光の柱・丹田呼吸グンディングトレーニングを連続して行なうことをおすすめします。それによって、大宇宙の中心と地球の中心が自分の身体を通してつながり、光のボディ（ライトボディ）が出来上がっていきます。

Part III

若返りと長寿の根本

第1章 免疫の根本は潜在意識とつながっている

一日は就寝前から始まり翌日の就寝前で終わる

私の専門は「実践脳科学」です。単なる肉体脳に現われる顕在意識レベルの脳科学ではありません。潜在意識レベルにまで深めた潜在意識開発を行なう「実践脳科学」です。

たとえば、脳科学では、夢はレム睡眠中（浅い睡眠時）に見ていると解釈しています。だから浅い睡眠時に「眼球が動いている（＝レム）」としてレム睡眠と命名しています。私は、「本当だろうか？ 覚えていないだけで、実際には深い睡眠のノンレム睡眠中にも夢を見ているんじゃないか？」と夢の世界を探究してみました。

睡眠は、浅い眠り（レム睡眠）から一気に深い眠り（ノンレム睡眠）へ入り、その後再

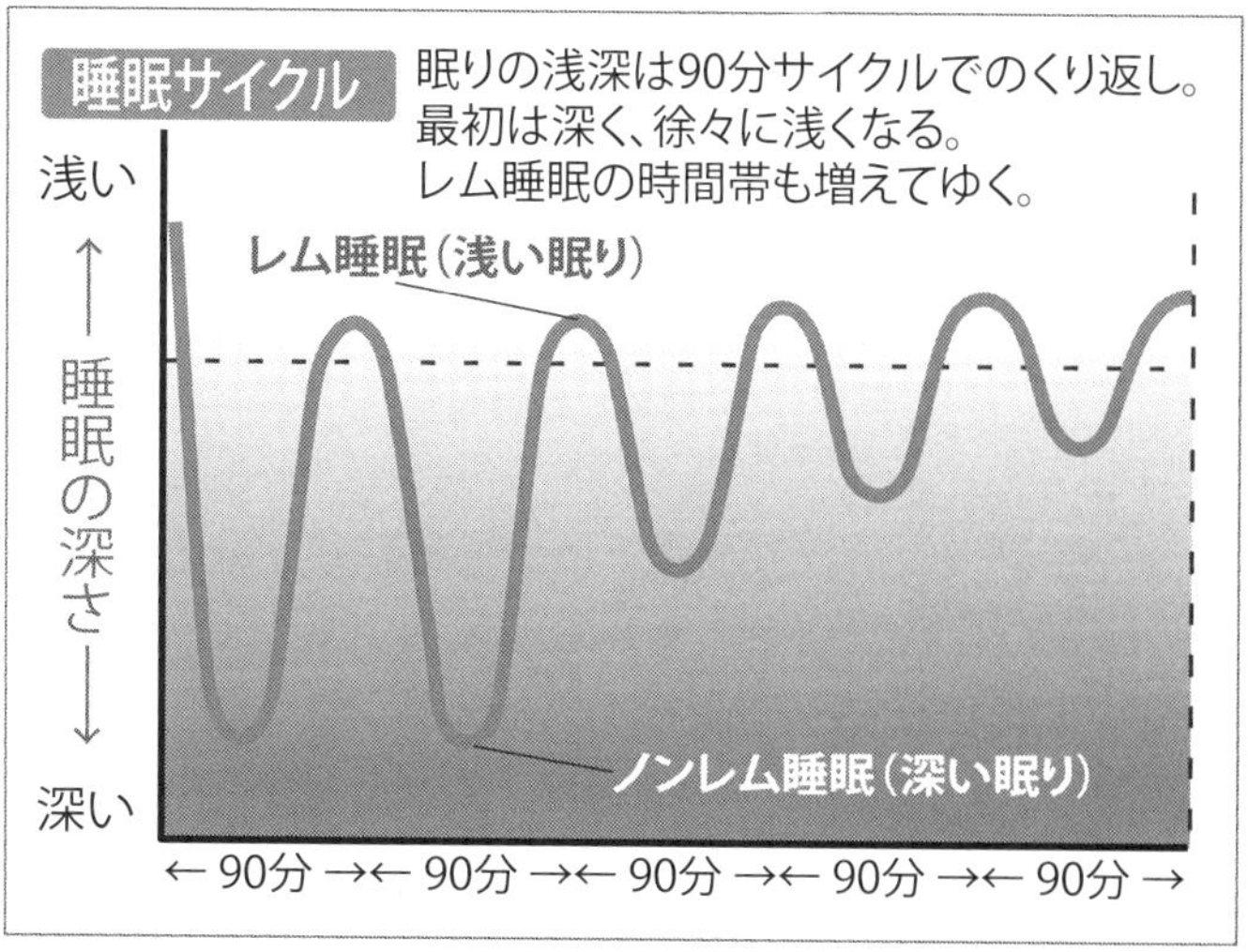

び浅い睡眠（レム睡眠）に戻ります。ノンレム睡眠の時間は60分～80分で、上の図にあるように、1つのサイクルが90分前後です。このサイクルが4～5回くり返されて、6時間から7時間半の睡眠になります。

私は肉体だけ寝かせ、意識を持ったまま眠る訓練を2カ月間、毎晩行なって実験してみました。はじめたころは、翌日は眠くて眠くて、たいへんでしたが、徐々に慣れてきました。すると、夢はレム睡眠中だけではなく、ノンレム睡眠（深い眠り）中も見ていることがわかりました。つまり、一晩中夢を見ており、眠りが深いノンレム睡眠時に見た夢を覚えていないだけだとわかりました。

夢の内容を記憶するために夢日記を毎日つ

けました。夢日記のつけ方には、コツがあります。意味のある重要な印象深い夢でも、目を開けたり、起き上がったりすると記憶から消えてしまいます。

そこで、枕元の左側に大きめのメモ用紙、右側に太い濃い鉛筆を置き、手を伸ばせば簡単に届くようにしておきます。そして、夢を見たら目を開けず、身体も起き上がらずに鉛筆とメモを取り、夢の中のポイントをメモに書き出します。

翌朝、メモ用紙を見ると、かなり雑な書き込みですが、夢のポイントが記されているので、内容を想い出し、ストーリーをノートに書き出します。これを5年間続けた結果、夢(明晰夢《めいせきむ》)を記した大学ノートは40冊以上に及びました。

一般に、睡眠中に見る夢の内容はさまざまです。その日の体験のなかでもっとも印象深かったことを再度くり返すような夢や、眠る寸前に見たテレビで強烈に印象に残ったことを再現するような夢、親しい人と出会っている夢、願望をかなえている夢、真剣に取り組んでいる仕事上のヒントになる夢、ときには正夢や予知夢まで。

もっとも、そのほとんどは意味のなさそうなものですが、私は学生時代からときどき、正夢や予知夢を見ることがあり、翌日や数カ月後、数年後に現実化することがよくありました。それはおそらく、就寝前に翌日一日の目標とスケジュールを具体的に立て、それを紙に書き出し、やり遂げると決意して、「よし！　このとおり明日はできた！」と確信して眠りについていたからだと思います。

それまでは、疲れたままダラダラと眠りについてしまうと、翌日一日やる気や意欲が出ず、予定していたこともクリアーできないことが多かったのです。それで就寝前にイメージトレーニングを始めたところ、ときどき、不思議な夢を見るようになりました。とくに翌日の目標や課題をやり遂げている夢を見ると、翌日はそのとおりに実現しました。

じつは、私がそうしたことを始めたのには原体験がありました。小学校時代、私は長い間いじめに遭っていたこともあって、学校は嫌いで成績も良くありませんでした。そんななかで小学4年生の4月のこと、新しい担任の先生にひどく誤解される出来事がありました。そのとき、「このままではいけない、今に見返してやる！　学年トップの成績になってやる！」と決意したのです。

そのために何をすればいいか自分なりに考えて、前夜に翌日の授業で習う教科書の範囲全てを予習しました。

「よし！　これで全部憶えたぞ！」と眠りにつきました。翌日の授業では、その内容を再確認するだけなのでよく解りました。帰宅後、復習もしました。その結果、一学期の成績はオール5（5段階中）で学年トップになりました。これがすごい自信となり、いじめを受けることもなくなり、担任からも信頼され、生徒会の役員にも選ばれました。このとき、「勉強は教えられるものではなく、自分から学びとることだ！」と確信しました。

うまくいかない夢体験をしたときは、それをヒントにして、翌日は決意して取り組むとうまくいきました。一般的には、「一日は朝から始まり、夜寝る前に終わる」と思われがちですが、そうではなく、「一日は就寝前の準備から始まり、翌日の就寝前の反省で終わる」のです。そのように考えて生活することで、全てがうまくいき、目標をクリアーできるようになります。

3次元ボディと4次元ボディ

50歳を過ぎて丹田呼吸を身につけてからは、さらに夢の全容解明に取り組みました。まず就寝前に、その日の反省と翌日のスケジュールを細かく組み、そのために夢の世界で学びたいことや体験したいこと、知りたいことなどを決めます。それからグッスリ眠り、3時間ほどで目を覚まして、意識を持ったまま丹田呼吸をしながら瞑想します。その状態で眠るということをくり返しました。すると、夢の全容が見えてきたのです。

夢には、大きく2つの側面があります。一つは、夢は脳の情報処理のために行なわれているということです。もう一つは、夢を見ているときは、体外離脱（幽体離脱）して4次元世界を体験しているということです。そのなかに、とても意味深い、現実とも思えるほどリアルな明晰夢があります。

私がそれまで見ていた明晰夢は、すべて意味のある夢でした。予知夢であったり、学習体験であったり、仕事上での発明のヒントであったり、現実の問題を解決するヒントだったりすることが多くありました。

そこで、明晰夢の仕組みを知りたいと思い、丹田呼吸で瞑想をしてから眠ってみました。これをくり返していると、心臓辺りから私自身の意識を持った精妙な4次元ボディがスッと抜け出していくのがわかりました。

これは体外離脱（幽体離脱）といわれる現象ですが、私の4次元ボディは壁をスッと抜け、別の部屋に行き、必要な書類に目を通したり、外に出て空中浮遊を楽しんだりすることができます。時間と空間を超えて瞬時に移動して人に会ったりすることもできます。その後は再び、ベッドに横たわっている自分のボディに戻ります。

この体験でわかったのは、３次元ボディを持つ自分とは別に、４次元ボディを持つ自分も存在するということです。

４次元ボディはアストラル体とも呼ばれ、アストラル界（４次元世界）に存在しています。アストラル界は想念エネルギーの世界で、３次元の物質的時間と空間を超越しています。明晰夢はそこで体験していることを見ているのです。たとえば、過去生（世）の自分に会ったり、近未来生（世）の自分に会ったりして、３次元世界に起こっていることにさまざまなヒントや解答を得ることができます。

さらに、魂と自我意識（自覚している顕在意識）の関係もわかってきました。魂は、人間として転生した過去生（世）の体験情報のすべてをデータバンクとして記憶しています。幼少期の忘れていた記憶も魂にはすべて記録されています。

私の本業の能力開発の一つに、ミミテック英語マスター法という、ネイティブ英語を10倍速く身につけてしまう英語学習法があります。日本最大手の自動車メーカーの本社で採用され、新聞通販でも英語教材として数年に渡って大好評でした。

毎日1時間程度のレッスンだけで、半年後には流暢なネイティブ英語を話せるようになり米国や英国に永住した人や、３カ月か６カ月でＴＯＥＦＬで高得点を取り米国の大学やビジネススクール（大学院）へ入学して博士号を取得した人、英語の成績がトップレベルになった大学生や高校生などが次々と誕生しています。

彼らの話を聞いてみますと、過去生の夢を見ていて、米国人や英国人として英語を話している自分が見えたという人がとても多いのです。つまり、魂には前世での英語のデータが記録されていて、それをより速く引き出すことで英語をマスターできていると考えられます。

なかには、英語教材で学んだことのない英単語が、次々と当たり前のように口から飛び出してくる人もいます。驚いて、自分は天才になったのかもしれないと連絡してきた人もいます。

こうした現象は英語に限ったことではありません。前世で宮大工だった人が今生でも腕の良い大工になったり、前世で武道を極めていた人が今生でも武道の達人となったりしていることはよくあります。逆に、過去生で経験したことのないために、今生では習得が難しく、ずいぶん時間がかかってしまうこともあります。

明晰夢を通して魂の記憶を引き出す

私は、魂の記憶を引き出すことで新しい発明をしたり、アストラル体でタイムマシーンに乗ったような感覚で過去に行き、その時代の会いたい人物に会ったりすることもできるようになりました。

たとえば、織田信長や徳川家康、坂本龍馬、聖徳太子、イエスキリストに出会いました。そこで、なぜ家康の出身の松平家の家紋と私の松井家の家紋が同じで、松平郷が私の生まれ故郷に近いのか、なぜよく私の夢に家康が現われるのか、その謎も解けました。

信長に会って驚いたことは、鬼のような性格の持ち主として知られている信長が、じつはまったく逆で、誰よりも優しい性格の持ち主であったことです。あえて天下統一のために鬼のような外面と評判をつくり、演じていたことを知りました。しかも、本能寺の変で信長は死んでおらず、光秀と秀吉と家康とが計画して死んだように見せていたことも知りました。そのことが歴史解釈としてどう評価されるかは、今後の歴史学の成り行きを見るしかありませんが。

私は、明晰夢で近未来へも行きました。たとえば、3・11東日本大震災や福島原発事故を7年前に明晰夢で体験していました。明晰夢の10回に9回はその通りになりました。でも1割ぐらいは、そうはなりませんでした。

イギリスでフェリー爆破を企てていたテロリストに会い、一晩かけて彼らを説得したこともあります。もちろん、お互いがアストラル体レベルでの対話です。

明晰夢の舞台は地球だけではありません。他の惑星文明や、地球のはるか上空にいる直径50㎞のUFOの母船へ行って、宇宙人に何十回も会いました。40万年前や数千万年前の地球以前の惑星文明に転生していたことも、明晰夢を通して知りました。だから今、なぜ地球に転生しているのかもわかりました。

本書のテーマから外れてしまいそうなので、この程度にしておきます。でも、このような高次元世界とつながることは本来、誰でも可能なことなのです。それが、今まで封印されていただけです。それが、今回の新型コロナウイルスの登場を契機にして解かれたため、徐々に宇宙とつながる人が増えています。

20年以上前の私の脳波は、緊張したり慌てたりイライラしたりするとベータ波で、リラックスしているときはアルファ波、そして瞑想中は半覚醒状態のシータ波でした。ところが、丹田呼吸をマスターしてからは、日中の仕事中も含めて一日中シータ波状態です。最新の高性能脳波測定器で測定しても、やはりシータ波状態でした。

つまり、一日中、ほぼ半覚醒状態（変性意識ともいう）で仕事をし、生活していることが確認できました。これは、脳が常に魂意識レベルに近い状態になっていることを示しています。

脳が魂意識レベルになると、物事の本当の原因や本質、目的が見えてきて、表面上の出来事に右往左往しなくても済むようになります。不安や心配、怖れに心がしばられることもなくなります。免疫力を低下させる最大の要因はストレスですが、意識レベルが魂意識レベルまで高まると、ストレスにさらされることはまったくなくなり、免疫力がいつもフルに働く状態になります。つまり、意識を魂意識レベルまで高めることこそ、免疫力強化のいちばんの秘訣なのです。

第2章 魂意識レベルから見えた新型コロナウイルスの真相

なぜ、地球規模で拡大し続けるのか

令和2年の新春とともに表面化した新型コロナウイルスのパンデミック（世界的な感染爆発）の背景には、ある大きな宇宙の意志と目的があります。それが達成されるまでは、パンデミックは第5波、第6波と続き、容易には収束しないでしょう。

なぜ、そう言えるのか、これから述べていきます。

コロナについて、こんな預言があります。「三六九（ミロク）の世が来る前に『五六七』が来る」。「ミロク」とは「弥勒」のことであり、「ミロクの世」とは地球や人類が弥勒菩薩のような愛と調和に満ちている世の中です。それには、まず人々の心を浄化し、地球を浄化することが必要であり、人類にそのことを気づかせるために「五六七＝コロナウイルス」が来るという預言なのです。

なんだ、預言かと思われるかもしれませんが、新型コロナウイルスが発生する直前の世界を考えてみてください。世界の経済格差、環境破壊による気候変動、地域紛争の頻発などで世界は限界状況に達し、人々の不安や心配、怖れは膨らむばかりでした。新型コロナウイルスが不安や心配、怖れを引き起こしているように思われがちですが、すでに心に内在していたものが表面に噴き出しているだけです。新型コロナウイルスは、そのことに気づかせようとしていると見ることもできます。

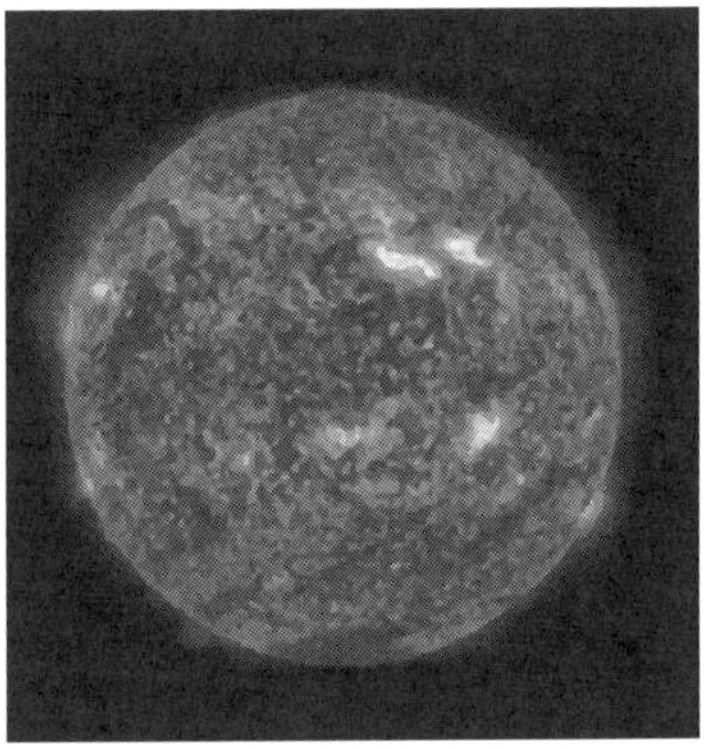

太陽の光冠

私は、小学6年から大学入学まで天文キチガイと言われるほど、昼も夜も天体観測に没頭していました。高校では天文部の部長をし、さまざまな天体観測をして、毎年研究発表もしていました。そんな私にとって、コロナという言葉を聞いてすぐ思い浮かんだのは、「太陽の光冠」を意味する「コロナ」でした。その形状にウイルスが似ていることからコロナウイルスと命名されたのですが、本来のコロナは地球という惑星に生息する動植物の生命エネルギーの元になる太陽本体の輝きで、とても明るいイメージです。ですから、新型コロナウイルスの出現には「怖い」というより「明るいイメージ」が真っ先に浮かびました。

新型コロナウイルスは人類を破滅させるために出現したのではなく、不安や心配、怖れを克服して人類の意識を新しい次元に押し上げようとしているのだと思います。人類がそのことに気づくまでは拡大し続けるにちがいありません。

パンデミックをくり返してきた歴史の秘密

私の魂の記憶には、はるか昔、地球以前の別の惑星文明に転生していたときのことが残っています。

その惑星文明では現在の地球と同じようなレベルまで科学技術が発達し、人々の交流や情報はグローバルになっていました。しかし、一方で国と国の間では葛藤や紛争、戦争が続いており、環境汚染、貧富の格差は深刻になっていました。それでも人々は金や物、権力に執着し、私利私欲（エゴ）にとらわれていました。

そこに感染力の強い新型のウイルスが発生し、惑星内に感染が広がりました。そのうえ、現在の地球とは違い、近隣の同じレベルの惑星文明と交流があったため、その惑星でもウイルスの感染が広がり、宇宙的パンデミックになっていきました。しかし、どの医薬品もワクチンも効かず、どの惑星の人々も恐れおののいたのです。

ところが、まったくウイルスに感染しない惑星文明がありました。その惑星の人々は、金や物、権力への執着、私利私欲を克服して、愛や思いやり、調和を基調にした文明に移行しつつありました。

パンデミック状態になっている惑星の人々は、その惑星を見て気づきはじめたのです。自分たちの不安や心配や怖れといったネガティブなエネルギーこそが新型ウイルスを産み出し、感染を拡大させているのだと。そして、金と物と権力に対する執着や私利私欲（エゴ）にとらわれた生き方から、「お互いへの理解、思いやり、愛」をもっとも大切にすること、人間の本質は魂であることに目覚めるにつれて、ウイルスは自然消滅していきました。宇宙的パンデミックは収束し、惑星内の争いや惑星間の争いは終息して、愛の惑星文明へと次元が上昇していきました。つまり、宇宙的パンデミックを引き起こしたウイルスの目的は、惑星の人々に「魂への覚醒」をもたらすことだったのです。

もちろん、この魂の記憶が事実かどうかを証明することはできませんが、今の地球もまったく同じような状況になっていることはまちがいありません。

PartⅠで述べましたように、この地球でウイルスによるパンデミックが始まったのは100年ほど前のスペイン風邪からです。このときのウイルスは新型のA型インフルエンザウイルスでした。その次にA型インフルエンザウイルスが流行したのは1957年に中国で発生したアジア風邪のときです。さらに1968年には香港風邪が発生して世界的に流行し、2009年にはメキシコでA型インフルエンザウイルスが発生して米国を中心に広まりました。

その次に登場した新型のコロナウイルスがSARSウイルスです。突然原因不明の重症の急性肺炎を引き起こしたこのウイルスは中国南部から始まり、アジア中心に流行したことは記憶に新しいと思います。その次に新型のコロナウイルスとして2012年に中東で発生したのがMERSウイルスです。サウジアラビアを中心に、米国、ヨーロッパ、韓国、中国など世界へ広がりました。致死率が30~40%と驚異的な高さだったため、徹底した隔離政策で対応しました。しかし、SARSのときもそうですが、MERSのときも効果的なワクチンや治療薬はありませんでした。それでもパンデミックにはならず、消えてしまいました。ところが、今回の新型コロナウイルスは中国の武漢で発生したあと、世界に感染が広がり、予想をはるかに超えるパンデミックを引き起こしています。私は以前から、そろそろ100年前のスペイン風邪のような新型のウイルスが発生し、パンデミックがいつ起こってもおかしくない事態が必ず訪れると予感していました。

もちろん、私は細菌学やウイルス学の専門家ではありませんから、そうした専門分野から確実性の高い予測をすることはできませんが、先ほど述べましたように、ウイルスは不安や心配、怖れのあるところに出現しやすいことを知っていたからです。

光・丹田呼吸による瞑想で魂からメッセージを受ける

私が丹田呼吸をしながら深い瞑想状態に入ると、いろんな魂からのメッセージを受け取ることがあります。そのなかに、出口王仁三郎に転生したことがある魂から受けるメッセージがあります。

その魂は20年近く前から、私の瞑想中に出現して、たくさんのひらめきをもたらしてくれました。ある夜、睡眠中の私の枕元に現われ、私の頭を思いっきりガツンと殴ったこともあります。私にとっては校長先生のような存在ですが、しばらくはその正体がわからず、「誰かな?」と思っていました。

それが出口王仁三郎に転生したことがある魂であることに気づいたのは、倉田地久《ちきゅう》先生と出会ったときです。私は32歳ころ、京都を拠点にして数百社の若手経営者を教育する仕事を行なっていました。そのとき、いろんな方のお世話になりましたが、そのお一人が出口王仁三郎の弟子だった倉田地久先生です。

倉田先生は、東洋医学による治療や、ワコール(日本の衣料品メーカー)の特別顧問などとして幅広く活躍していました。日本人初のノーベル受賞者である湯川秀樹博士や哲学者の谷川哲三博士、アルベルト・アインシュタイン博士などと親しく交流し、ともに世界平和運動を行なっていました。

私は先生を通して、さまざまな分野の著名人や天才といわれる人たちに出会う機会を得ました。また、そうした人たちについて興味深いエピソードを聞かせてくれることもありました。たとえば、アインシュタイン博士の相対性理論や湯川秀樹博士の中間子理論の発見は夢で見たことがヒントになっていることとか、アインシュタインが日本を愛し、世界平和運動を始めたのは、自分の理論をベースに友人のオッペンハイマーが原子爆弾を作ってしまったことに対する贖罪であったことなど、今では広く知られていることも、当時の私には新鮮な驚きに満ちていました。

倉田先生は戦前、日本陸軍の特務機関に所属し中国で活動しましたが、そのなかで出口王仁三郎の偉大さに感銘し、師事したそうです。終戦で帰国後、夢の中で出口王仁三郎に頬を平手打ちにされ、それから半年間にわたって夢の中で出口王仁三郎から言霊学的教示を受けたというのです。

そのとき私は、ときどき自分の夢の中に現われたり、インスピレーションを与えたりしてくれる校長先生のような魂が、そして私の頭を殴った魂が、出口王仁三郎に転生したことのある魂であることを直感しました。

出口王仁三郎が亡くなったのは、76歳になった1948年（昭和23年）1月19日でした。私の誕生日は、そのときからちょうど3年後の1951年（昭和26年）1月19日です。そのことにも何か不思議な縁を感じました。

私が魂意識レベルでヒントを得て、言霊まで脳にインプットできる装置ミミテックを開発できたのも、こうした体験があったからだと考えています。

もう少し、出口王仁三郎について述べることにします。

日月（ひつき）神示、三六九（ミロク）神示、一二三（ひふみ）神示は高次元世界（高次元意識体）から出口王仁三郎に降ろされたもので、先に紹介した「ミロク（三六九）の世が来る前に『五六七』が来る」という預言もそうです。

日月神示は、昭和19年（１９４４年）６月20日、千葉県成田の麻賀多神社の境内で画家の岡本天明氏に突然、自動書記により数字と記号で降ろされた啓示（神示）から始まりました。その日月神示を継承した、天橋立の地にある籠の神社の小長谷修氏に降りた啓示（神示）が三六九神示です。

出口王仁三郎（旧姓上田喜三郎）は６歳で祖母（言霊学者中村孝道の娘・うの）から言霊学を学び、10歳前後には一人で言霊発声の練習をしました。若年にして神童と言われ、直感力にも長けていました。

明治30年に父（51歳）が亡くなると、26歳の出口王仁三郎は高熊山（京都府亀山市）に入山し、岩窟の中で１週間、霊界探訪体験をしました。このとき、松岡芙蓉仙人といわれる高次元存在に案内され、過去・現在・未来、現界・霊界のあらゆるものを見せられました。その内容は、大正10年（１９２１年）から口述により『霊界物語』として編さんされ、最終的に全81巻という膨大な書籍として完成しました。

西欧には霊界探訪をしたことで世界的に有名なスウェーデンボルグという科学者がいますが、それをはるかにしのぐ深く膨大な内容を記録したのが『霊界物語』です。１０００年に一人も現われないほどの傑出した世界的神学者ともいえます。

出口王仁三郎は、共に大本教を開いた出口直の婿養子となり、字を読めなかった出口直に高次元から自動書記で降りた「お筆書き」のメッセージ（１８９２年・明治25年）を解釈し、漢字で教義を書き上げるとともに、大本教を組織化しました。また、１９２５年に人類愛善会を立ち上げ、人種・国家・宗教を全て乗り越えた人類愛・普遍愛に基づく人類和合の光明世界を目指してインターナショナルな運動も展開しました。

しかし、そんな出口王仁三郎の言論や表現に対する弾圧がしだいに厳しくなり、１９２１年（大正10年）に一度検挙され、１９３５年には治安維持法違反不敬罪などで検挙されて、６年８カ月間を獄中で過ごしました。弾圧は結局、１９４５年（昭和20年）の終戦まで続きました。

１８９２年（明治25年）、最初に降りたメッセージ（神示）の中にある「三千年世界一度に咲く梅の花」という有名なメッセージがあります。その意味は、３０００年前まで１万

1千年以上続いてきた縄文文化を知ることによって理解できます。1万4千年前に始まった縄文時代の人々（縄文人）は、物や土地、人への所有観念や執着心がまったくありませんでした。天地を敬い、自然の恵みを皆で分け合って心豊かに和やかに暮らしていました。天地全てに神が宿ると思い、人や自然を大切にしました。集落は一つの家族であり、集落どうしも仲良く助け合いました。これは人類史上、どこにもまったく見られなかった社会でした。まさに奇跡ともいうべき平和な時代が1万年以上続いたのです。

実際、縄文遺跡からは人と人が戦い、殺し合った形跡を示す矢じりは一つも発掘されていません。本当に素晴らしい平和な時代だったのだと思われます。

ところが、そんな縄文時代も末期に入ると、大陸から新たに日本に移り住む人々（渡来人）が急増し、それまでとはかなり様相が変わります。力づくによる土地の奪い合い、収穫物の独占、人を支配することが当たり前の時代になりました。とくに稲作が進み収穫物の備蓄が始まると、その傾向はますます強くなっていきました。

結局、1万年以上続いた平和な縄文時代、愛のエネルギーに満ちた縄文時代は終わりを告げ、物や土地、人をめぐって争い、自然を破壊する時代へ移行し、それは現在にまでつながっています。

【コラム】「地球も生命体だ！　だから汚してはいけない！」

私の大学時代、最初の恩師である山崎重明博士（高知大学学部長）は早くから世界平和運動に加わっていました。山崎博士は天才的ひらめきがあり、大学時代に火の出ない火薬を発明し、日本軍が使いました。現在だったら特許権だけで数百億円に相当する発明でした。しかし、その火薬によって数百万人が戦場で死にました。

戦争中の兵器開発で科学は進歩するともいわれますが、山崎博士は人間殺戮のために科学研究をしていたのではなく、純粋な研究心から行なっていました。その経験から、山崎博士は国立大学の一教授にもかかわらず、「地球は生きている。地球もまた生命体だ！だから汚してはいけない！」「地球と調和し、やさしさと大和心で人類が一つにならなければいけない！」「世界中から若者を集めて、そんな学びの大学を作りたい！」といつもおっしゃっていました。

私は、山崎博士の家（武家屋敷）に毎日のように出入りし、その志に触れる機会を得ました。また、山崎博士は野菜も米もご自分で無農薬で作っていて、それこそ最高の御馳走だとおっしゃり、玄米菜食の食事をよく御馳走してくださいました。

光・丹田呼吸による瞑想で宇宙意識に目覚める

私が地球のことを真剣に考え始めたのは、小学6年の冬休み、正月直前の夜に体験した衝撃的な出来事がきっかけでした。私は山奥の田舎で生まれ育ちましたが、小学生の子ども会で「マッチ一本火事の元、火の用心！」と、樫の木の拍子木を打ちながら集落を周ったことがあります。

その日も周り終わり、いちばん高い所にあるわが家に向かって歩いていました。すると、夜8時ごろだったでしょうか、突然、満月の数倍の大きさ（直径300m）のUFO（未確認飛行物体）が頭上に現われたのです。その瞬間、辺りは真昼間のように明るくなりました。あまりに驚いて茫然と立ち尽くしました。

それは、私にとってあまりにも衝撃的な体験であり、そのときから宇宙とUFOへの関心が高まっていきました。そして、私の前に現われたあのUFOは何を伝えようとしたのかを知りたいと考えるようになりました。

その結果、「ついに地球人類は、地球や宇宙を破壊する核兵器を作り、使い始めた。物質科学は発達したが、それをコントロールする地球人類の意識レベルはたいへん遅れている。人類にとってもっとも大切なことは、自己中心的なエゴではなく、人類全体や地球、宇宙を思いやる不変な愛を持つことである。自分の使命は、人々の意識を高め、宇宙意識に気づかせることである」という考えに到達しました。

私はそこに向かって、じつにさまざまなことに挑戦しました。その成果の一つが、20数年の歳月を経て確立したミミテックメソッドです。このシステムを使うと、誰でも眠っている潜在能力を開発することができます。

もう一つが、光・丹田呼吸をしながら瞑想することです。宇宙意識に目覚めることで、宇宙からさまざまな情報を引き出せるようになります。

宇宙意識レベルから見ると、地球は巨大な生命体です。ところがその地球では、化学物質による環境汚染や環境破壊が進み、地球の命が危ぶまれています。この状況を転換するには、汚染された地球を「水と火」で浄化することが必要です。それが地震、津波、台風、水害、火山噴火、異常気象、天変地異などとして現われてきているのです。

とくに近年、地球規模で頻発している自然大災害は、これまでの自然現象を超えています。これ以上、地球が汚れるのを放置してはいけない、「気づけ！　目覚めよ！」という警告でもあります。

私たちの近辺でも、自然の警告を感じることが多くなっています。私は毎年、全国の会員が作る手作り梅酵素の材料として梅を大量に収穫（無農薬）しています。ところが令和2年の新春は、暖冬の影響で例年よりも2週間も早く梅の花が咲きました。その後に寒さが戻り、霜が降ったら、梅の花は枯れたり、受粉の機会を逃したりします。ヤバイことになると思った私の予感は的中してしまいました。

この年の梅は私が知るかぎり、過去数十年間では最大の凶作で、梅の本場である紀州も壊滅的でした。スーパーの店頭にも梅はわずかしか並ばず、まるで黄金の宝石のような価格でした。

その年は、最低でも3000キロ（3トン）の無農薬梅が必要でしたが、大凶作のなか、正直、どうやって集めようかと途方に暮れました。ところが、奇跡が起きました。10数年前、私が自ら植えた数本の梅の木に例年の3～5倍もの梅が実ったのです。しかも、例年より大きな実でした。ありがたいことに、親戚や知り合いで私が毎年調達する梅も豊作でした。全国の梅が壊滅的不作のなかの豊作に、私は宇宙意識に沿った生き方をすることの大切さを痛感しました。

異常気象などの異変をもたらす環境汚染はますます深刻化していますが、宇宙意識から見ますと、地球の生命エネルギーを汚している原因はそれだけではありません。人間のネガティブな感情エネルギーも地球の生命エネルギーを汚しています。

光・丹田呼吸で瞑想することにより宇宙意識に目覚めることで、こうしたことがはっきりと見えてきます。

意識の周波数を高める

昭和20年（１９４５年）１月14日、岡本天明を通じて降りた日月神示の中に「……子（ネ）の年（現在の令和２年のこと）真中にして前後十年が正念場、世の立替は水と火とざぞ」という言葉があります。「子」（ネ）とは、「一」（始まり）と「了」（終了）、つまり古きことが終わり、新しいことが始まることを意味しています。

「子の年」は令和２年に当たりますが、昭和20年から75年後です。この75という数字は、日本語の全ての音が「50音＋20音の濁音＋５音の半濁音」の75音であることと符合しています。

この神示は、令和2年を基点に前後10年が正念場であり、水と火によって世を立て替えることが必要だと預言しています。令和2年から10年前といえば、東日本大震災の年です。大津波による大被害と福島原発の崩壊による放射能汚染は、この預言が示す水と火に相当するものと思われます。その後は堰を切ったように異変が続いています。御嶽山の噴火、熊本地震、台風、全国各地での大水害など水と火による災害は、まるで地球を浄化するかのようです。しかも、このような現象は日本だけでなく、地球規模で生じています。

そんななかで令和2年から人類に襲い掛かってきているのが、新型コロナウイルスです。「三六九（ミロク）の世が来る前に五六七（コロナ）が来る」という神示によれば、葛藤、争い、戦争のない慈愛に満ちた弥勒（ミロク）の世が来る前にコロナが来たことになります。

しかし、このことは意識の周波数が高くなければ気づくことができません。意識の周波数が下がると物やお金、権力への執着が強くなります。反対に、意識の周波数が高まると、人間の本質は永遠不滅の愛にあり、魂であることに気づくようになります。その結果、執着心は消え、希望と喜びに満ちた平安な心が訪れ、葛藤や争い、戦争のない慈愛に満ちたミロク（弥勒）の世が実現します。この神示はそのように預言しています。

日本人は本来、自然を大切にし、和（調和）を重んじるという大和心を持っています。それは日本人の意識の周波数の高さを示しています。日本が今、世界に先駆けてさまざまな試練を体験しているのも、それらを乗り越える姿を通して、大和心を世界に示し、何が人間の本質であるかを世界中の人々に気づかせるためです。

新型コロナウイルスについても同じです。日本人の意識の周波数が下がって気づきが遅れるほど、パンデミックの終息は遅れるでしょうし、もっと強力な新型のA型インフルエンザウイルスが中国で発生する可能性もあります。日本人の意識の周波数が高まり気づきが早まれば、その分、人類試練は少なくて済むでしょう。

光・丹田呼吸による瞑想で意識の周波数が高まる

現在、ある世界から分岐し、それに並行して存在する世界をパラレルワールド（並行世界）といいますが、地球は今後、大きく周波数の異なる2つの地球へ分かれていくと思われます。私は、睡眠中に明晰夢でこのことを知りました。周波数が低いままの地球は崩壊していき、周波数の高い地球だけが存在し続けます。

意識も物質も、振動数が高まれば周波数は上昇します。たとえば水の場合、温度が低くなるほど水粒子の振動数は低くなり周波数も低くなっていきます。0度以下になるともっとも重たい氷（固体）になります。逆に温度が上がるほど水粒子の振動数は高くなり周波数も高くなっていきます。100度以上になるともっとも軽い水蒸気（気体）になります。

3次元物質世界は周波数の低い重たい世界ですが、周波数が高まれば、3次元の目では見えない4次元や5次元世界へとシフトしていきます。このとき、低次元から高次元を見ることはできませんが、高次元から低次元を見ることは可能です。

リサ・アンドールという世界的に有名な米国の量子力学の学者は、「周波数の違いで、雨のカーテンのように同時に3次元、4次元、5次元、6次元……と多次元世界が存在しているのが宇宙である」と述べています。

人間の意識の周波数にも同じことがいえます。周波数が低くなれば、気持ちは重くなり沈み込んでいきます。気持ちの自由もなくなります。逆に、意識の周波数が高くなれば、気持ちは軽やかになり、気持ちは自由になります。

光・丹田呼吸をしながら瞑想して意識の周波数が上がってくると、銀河の中心からくる高周波の光エネルギーと共鳴するようになります。それにつれて心は軽くなり、物やお金、権力、人に対する利己的な執着は薄れていきます。心は自由になり平安になって愛する喜び、与える喜びを知り、見返りを求めない愛の境地に至ることもできます。

反対に意識の周波数が低くなるほど心は重くなり、ますます我欲にとらわれていきます。我欲はいくら満たしても虚しさだけが残ります。心はますます貪欲になり、不自由になって、いつも不安や心配、怖れで覆われるようになっていきます。

何より今は、意識の周波数を高めて、魂に覚醒し、宇宙意識へと進化するときです。肉体の周波数も上昇し、私たちの心身は4次元、5次元、さらなる高次元へと進化していく時代を迎えています。

お釈迦様は、人には「生老病死」の苦しみがあると説きました。生きることの苦しみ、老いることの苦しみ、病むことの苦しみ、死ぬことの苦しみがあるというのです。しかし、宇宙意識に目覚め、魂に覚醒するなら、それらの苦しみから解き放たれます。

130年前に示された「三千年世界一度に咲く梅の花」という預言は、まさしくこのことを示していたのだと思われます。梅＝ウメは宇宙の「ウ」と、命の「メ」を示しています。すなわち、宇宙の命である光エネルギーを指していたと思われます。

「梅の花が咲く」とは、3000年間失われてきた宇宙の光エネルギー（縄文のエネルギー）が3000年ぶりに銀河の中心から地球に押し寄せてきて、地球環境や人の心を大浄化するという知らせだったのです。

本書で紹介する呼吸法は丹田呼吸から気・丹田呼吸、そして光・丹田呼吸へとステップアップしていきますが、宇宙意識に目覚め、魂に覚醒するには、このような呼吸法による瞑想がもっとも効果的です。

アトランティス文明とムー文明

私は魂の記録を探っていくうちに、日本人は14000年前に沈んだムー文明（ムー大陸）の末裔だったことを知りました。

ギリシャの哲学者プラトンは、アトランティス文明（アトランティス大陸）は大西洋上にあり、14000年前に沈んだと述べています。そのアトランティス文明の生き残りが、その後のシュメール文明、エジプト文明、ローマ帝国、そして科学技術を発達させたヨーロッパ文明をつくり、武力で世界を植民地化しながら支配を拡大してきたと考えることができます。

１４０００年前にアトランティス大陸が大西洋に沈み、それに連動してレムリア大陸（その後ムー大陸と呼ばれた）が太平洋で沈むまで、両大陸は10万年続いたといわれます。アトランティス文明とムー文明が現代の考古学でまだ明確に解明されない一番の理由は、高次元世界の宇宙人が作った文明だったからだと私は考えています。

たとえば、ゼウス神をはじめとするギリシャ神話の世界は、地上の文明とはまったく次元が異なる神々の世界として描かれています。地上の人間にそのように見えたのは、宇宙人と地上人間が共存する二重構造の世界だったからだと、私は魂の記録を通して知りました。

１４０００年前、両大陸が沈むと、宇宙人はそれぞれの母星へ帰還し、その後に残された人間が現在につながる地球文明をスタートさせました。

それまで10万年存在したレムリア文明（ムー文明）はプレアデス星人中心に作られ、アトランティス文明はシリウス星人やオリオン星人たちによって作られました。当時、地球上にはこの２つの文明が存在していました。魂の記録から、さらに詳細な情報を得ていますが、それについては私が主催する「究極の潜在能力開発セミナー」で解説しています。

アトランティス文明は、科学技術（テクノロジー）が現代科学以上に発達した文明で、テクノロジーと力が支配する文明でした。一方、レムリア文明（ムー文明）は、霊性を高め、不変な愛と調和に満ちた文明でした。

後期のアトランティス文明は、ムー文明を支配したいと考えました。そこで、破壊力のあるプラズマ兵器を開発しましたが、その誤用で自ら大西洋に沈んだだけでなく、その影響でムー大陸も太平洋に沈んでしまいました。ほとんどの地上人間も、この宇宙人同士の争いに巻き込まれて死んでしまいましたが、このとき生き残ったわずかなムー大陸の人々が、その後、日本列島で縄文文明を作りました。

歴史学者は縄文時代の文字の存在を認めていませんが、じつは世界最古の文字は1万年以上昔の縄文時代にすでに存在していました。それが龍体文字やカタカムナ文字などです。6000年前のシュメール文字より、はるか以前です。そんな時代に、どうして縄文人は文字を持つことができたのか。ムー文明を形成していたプレアデス星人たちから伝わっていたのです。

それより時代は下りますが、シュメールやエジプト、メソポタミアが文字を持ち得たのは、それらの文明のルーツがアトランティス文明であったからです。この文明を形成したシリウス星人やオリオン星人から伝わっていたのです。

このように日本語は世界の言語のなかでもっとも古い歴史を持ち、深い言霊を備えた特殊な言語です。ところが、このことを知らされていないために、子どもたちは母国語として日本語を使う日本人であることに自信を持てずにいます。しかも、日本語を声に出して音読する習慣が失われてしまったため、言霊を感じ取ることもできていません。

日本語は脳の機能から見ても、非常に優れた言語です。左右の脳を使って処理できる優れた言語でもあるのです。英語をはじめ、大部分の外国語は左脳中心に処理する傾向が強いのですが、日本語は左右の両脳を使って処理します。左脳で理論的に理解するとともに、右脳で深い情緒や感性、思いやり、包容力、自然の機微を感じることもできます。

今こそ縄文の意識に目覚めるとき

アトランティス文明の末裔から生じた文明は、科学の力で世界を支配しようとする傾向が強いのに対して、レムリア文明（ムー文明）の末裔から生じた文明は、力で他を支配する傾向が弱いのです。皆が和して助け合い、協調する世界を作ろうとします。その傾向が典型的に現われたのが縄文時代でした。

この時代の人々は、大陸へ進出せず、日本列島で平安に過ごしていました。江戸時代の日本が鎖国をして260年にわたり天下泰平の時代を過ごした背景にも、そうした縄文時代のアイデンティティが息づいていたと思われます。

じつは、ムー文明の遺伝子（YAP遺伝子）を引き継いでいたのは縄文人（日本人）だけではありません。北米大陸のホピ族（アメリカンインディアン）、インカ、マヤ、チベット、オーストラリアのアボリジニ、ハワイ、ブータン、チベット、生粋のユダヤ人（アブラハムからの流れ）です。すべてムー文明の末裔たちです。

彼らに共通している性質も、縄文人と同じく、争いが嫌いで、自然と調和し、互いに助け合う和の精神です。西欧諸国から見れば、とてもお人好しに見えたでしょう。そのために、日本以外は皆、西欧諸国に植民地化されてしまいました。唯一日本のみが、義と仁のために命をかける武士（サムライ）の存在とその精神によって、植民地化されず、世界に影響力を持つ国になりました。

日本人は縄文時代から、虫にも植物にも動物にも岩にも木にも自然界すべてには魂が宿っているとみなしてきました。そして、たとえ死んでも魂は、永遠に生きる不滅の存在であるという世界観（死生観）を持ち続けていました。ところが残念なことに3000年前から、渡来人の増加によって縄文の意識と世界観は失われて行き、明治維新後は西欧文明の影響を受けて、ほとんど失われてしまいました。

それでも、日本人のDNAには縄文の意識が深く刻み込まれて残っています。今こそ、その意識に目覚め、「愛と調和に満ちた世の中」へシフト（進化）する道筋を全世界に示すときです。

縄文の意識のルーツは、プレアデス星人の宇宙意識にあります。自然と人間が調和して生きようとする生き方（大和心）や、木の実・魚・海藻・山菜などの食文化も、プレアデス星人の影響によるものです。ちなみに、日本列島にのみ自生する檜《ひのき》科の樹木も、彼らがもたらしたものです。

新型コロナウイルスには3つの顔がある

令和2年7月から全国で行なっているセミナーでは、宇宙意識から見た新型コロナウイルスの真相をお話ししていますが、その手始めとして出席者全員参加で、ある実験を行なっています。すでに参加者は延べ1000人以上になっています。

まず、何もせずに身体を左右に回転して身体の柔軟テストを行ないます。両足を肩幅以上に広げ、両足は前方にまっすぐ向けて立ち、両腕と肩に1本の棒が入っている感覚で両腕を真横に真っ直ぐ伸ばします。そのまま両腕を左右にゆっくり回転させながら身体を回転させます。そのとき、どこまで回転できるかで柔軟性を測るという、とてもシンプルな柔軟テストです。

たとえば、山へキノコを採りに行ったとき、食べられるキノコなのか毒キノコなのかを判断するのは素人にはとても難しいことです。私は山に関わってきた経験が長いので、即座に判断できますが、素人には難しいことです。そこで、私はキノコを自分の片手に持って柔軟テストを行なってみました。食べられるキノコを持つと身体がより大きく左右に回転しますが、毒キノコを持つと身体が硬くなり、回転しにくくなります。

キノコだけでなく、農薬や有害な合成食品添加物が入っている食品でもこの柔軟性テストを行なってみましたが、やはり同じ結果が得られます。対象物を直接持たず、その写真や名前を記入した紙を持ってやってみても同じ結果が得られます。

その対象物のエネルギーや情報に身体が無意識（潜在意識）に反応するのだと、実践脳科学の観点から判断できます。私の知り合いのホリスティック医学の医師は、患者にどの薬が適合するかどうかを判断するとき、念のためオーリングテストやこの柔軟テストもやってもらって判断の材料にしています。結果は、薬の適合性が向上して治療効果が高まっているといいます。

セミナーでは、まず、参加者全員に何も持たずにこの柔軟テストをやってもらいます。身体の硬さによって回転角度はまちまちですが、自分の身体の回転具合を確認してもらいます。次に私が準備した封筒を渡します。中に何が入っているかは伏せたままにして、再び身体を回転させてもらうと、程度の差はありますが、ほぼ全員が一回目より大きく回転できます。

参加者は何か身体にプラスの作用をするものが封筒の中に入っていると考えますが、中を確認してもらうと全員、「ウソッ！　なんで？」とビックリされます。入っていたのが新型コロナウイルスの写真だからです。

これまで柔軟テストに参加した延べ1000人以上のうち、まったく変化が見られなかったのは2人だけです。他は全員、柔軟性が明らかに増しました。なかにはタコかイカのようにグニャと柔らかくなった人もかなりいました。

新型コロナウイルスは「怖い！」とか「心配！」と普段から感じている人は多いのに、封筒の中身を知らずに柔軟テストを行なうと、明らかに身体の柔軟性が変化するのです。

身体が柔軟になった人には、パワーテストも行なってもらいました。ギリギリ持ち上がるくらいの重さのカバンを右手で持ち、右腕を真っ直ぐ前方に水平になるまで伸ばします。このとき、左手に何も持たないよりも、新型コロナウイルスの写真が入った封筒を持ったほうが、より軽く持ち上げられます。これも、ほぼ全員に同じような反応が出ました。

なぜ、このような現象が起こるのでしょうか。

PartⅡの「気・丹田呼吸のトレーニング」で述べましたように、肉体は物理的ボディだけでなく、その鋳型ボディとしてエーテルボディが存在しています。じつは、このボディのエネルギーは右回転で振動しています。人体タンパク質を構成するアミノ酸も右回転で振動しています。

人体に良い空間の気のエネルギーやポジティブな感情、気（生命）エネルギーが強い植物や新鮮な食品は人間のエーテルボディのエネルギーを強化し、右回転を強めます。その結果、身体は柔軟になりパワーアップします。

ところが、人体に有害な化学物質、ネガティブな感情やエネルギー、有害な情報などは左回転のエネルギーで、右回転の振動を弱めてしまいます。その結果、人体の生命力はダウンし、身体は硬くなりパワーダウンします。

もし、はじめに封筒の中身が新型コロナウイルスの写真であることを示してから、柔軟テストを行なったら、おそらく違った結果になっていたかもしれません。人は思い込みの感情が人体のエネルギーに影響を与えるからです。新型コロナウイルスに対する固定化した不安や心配、怖れは身体の柔軟性にも影響します。ネガティブ思考が強いほど身体は硬くなるからです。

では、封筒の中身を知らずに柔軟テストを行なうと、どうしてほぼ全員の柔軟性が高まるのでしょうか。これは、身体の柔軟性が増し、パワーアップした人にとって新型コロナウイルスは明らかにプラスのエネルギーや影響を与えてくれることを意味しています。

柔軟にならなかった2人と柔軟になった1000名余りの人達の違いの原因はいったいどこにあるのでしょうか。

じつは私のセミナーに参加する人達の大部分は常にポジティブに物事をとらえ、前向きに生きている人や、向上心のある人、強い信念を持っている人達です。

ところが柔軟にならなかったこの2人は、少し心配性で不安を抱き易い面を持っています。

私のセミナー参加者以外に、基礎疾患のある人や非常にネガティブ思考の強い人達にも

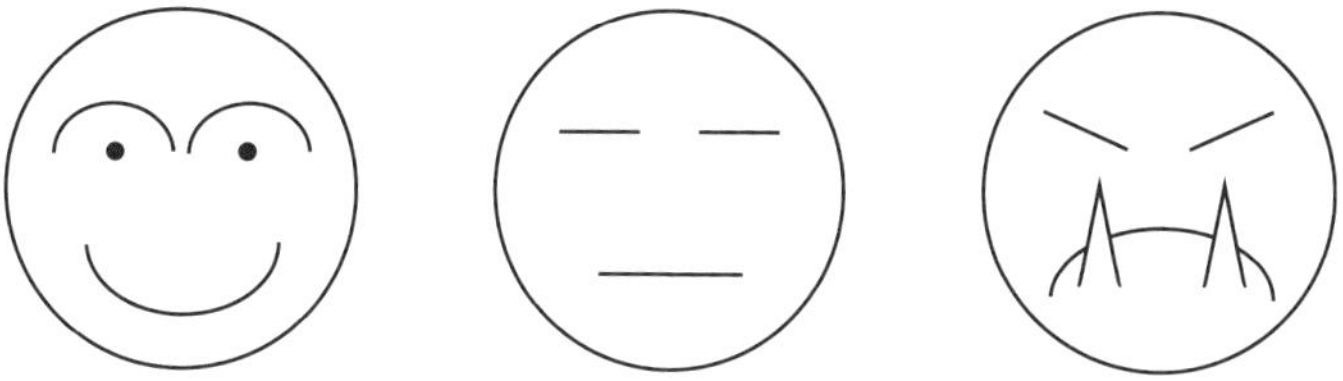

①　②　③

同様のテストを行ないました。すると、その多くの人は身体が硬くなりました。その程度の差はありますが、明らかに新型コロナウイルスはその人に侵入しやすく、場合によっては重症化しやすいわけです。

ただ基礎疾患があっても、ポジティブな強い信念を持っている人は、逆に身体はよく回り、柔軟になりました。

この柔軟テストとパワーテストをしているときに、新型コロナウイルスの背景に3つの異なる顔がイメージのように浮かぶことがありました。私にはまるで新型コロナウイルスからのテレパシーのようにイメージが見えました。

この3つの顔は、新型コロナウイルスの持つ3つの側面です。

①は、日頃ポジティブに前向きに人生を送っている健康な人と子どもや若者に接したときの新型コロナウイルスの顔です。

③は、基礎疾患があり、免疫力がかなり低下している人や、何事にも執着心が強くて極度の不安と恐怖心を抱いている人に接したとき

の新型コロナウイルスの顔です。
②は、普段から不安と心配、怖れを抱きやすく、まだ自分に自信を持てない人に接したときの新型コロナウイルスの顔です。

相手を見て、新型コロナウイルスは違った側面で接してきます。

新型コロナウイルスが
①の顔の側面で現れた場合は、この人は分かっているとニコニコの仏顔でエネルギーと情報だけくれて消えてしまいます。その人のＤＮＡは更に強い免疫力を持った人間に進化します。
③の顔の側面で現れた場合は、キバをむいて侵入し、重症化したり死に至ることもあります。欧米と比べ、このケースは日本人の場合は非常に少ないと思われます。
②の顔の側面で現れた場合は、感染して症状は出ても、重症化しません。
自分の生き方や考え方に様々な気づきをもたらしてくれます。必要な気づきがあれば、コロナの顔はニコニコになり、消えてしまいます。

免疫力低下の根本原因は精神的ストレス

ここで、免疫力と関係が深いストレスについて、精神的ストレスと身体的ストレスの両面から考えてみたいと思います。

①精神的ストレスと免疫力

免疫力がもっとも低下する根本的原因は、精神的なストレスの日常的連続にあります。私たちが精神的にストレスを感じる場面は日常生活にたくさんあります。職場や家庭内での人間関係、仕事、突然の事故や病気などさまざまです。

適度に感じるストレスは私たちを精神的に強くしてくれますが、問題はそれが過剰になることです。

あんなことが起こらなければとか、こんな立場でなければと考えるほど、不安や心配、怖れ、怒り、孤独感、焦燥感（あせり）などで心の緊張状態が続き、精神的ストレスは大きくなっていきます。

そのために自律神経がしだいにバランスを失い、夜はグッスリ眠れなくなって睡眠障害

(i)睡眠不足
(ii)働きすぎによる慢性疲労や激しい運動のしすぎ
(iii)消炎鎮痛剤痛み止めや抗ガン剤、抗うつ剤、睡眠剤、血圧降圧剤、コレステロール低下剤、血糖降下剤はじめ各種医薬品による副作用や体内蓄積
(iv)CTなどの医療機器から発生する強い放射線や電磁波
(v)化学物質の体内蓄積
・化学合成食品添加物
・農薬、除草剤
・トランス脂肪酸ジャンクフードなどの酸化した悪い油
・予防接種ワクチンに含まれる殺菌剤としての有機水銀チメロサール、水酸化アルミニウムなど。小中学生のインフルエンザ集団ワクチン予防接種が中止になったのも、これらの化学物質が含まれていたからで、10代女子の子宮頸ガンワクチンでさまざまな神経障害が多発している要因にもなっています。毎年、インフルエンザの予防接種を受けた高齢者が、かえってインフルエンザにかかりやすくなったり、重症化して肺炎で亡くなったりするのも、含まれる化学物質によって免疫力が低下し、感染しやすくなるからだと考えられます。
(vi)悪性ウイルス、病原菌
(vii)食べすぎ
(viii)生活習慣の乱れ

やうつを引き起こすこともあります。アドレナリンの過剰分泌で血流障害を招いたり、呼吸が浅くなって身体が酸素不足になり代謝機能の低下を招いたりします。サイトカインストーム（免疫細胞の暴走）を引き起こすこともあります。

過剰な精神的ストレスが体内に悪玉活性酸素を大量に発生させてDNAを傷つけたり、免疫力を低下させてガンや生活習慣病の原因になったりすることもあります。

②身体的ストレスと免疫力

身体的ストレスをもたらす要因は数多くあります。代表的なものは表

にあるとおりです。これらによってもたらされる身体的なストレスは、大量の悪玉活性酸素を発生させて免疫力の低下をもたらします。それを防ぐ対策についてはすでにたくさんの情報がありますが、免疫力低下の根本原因である精神的ストレスについては、まだまだうまく対応できていません。

精神的ストレスへの究極の対応策は宇宙意識に目覚めること

結論から言いますと、精神的ストレスへの究極の対応策は魂意識に覚醒し、宇宙意識に目覚めることです。とはいえ、これは容易なことではありません。人間は平安や安心、喜びといった肯定的な感情よりも、心配や不安、怖れといったネガティブな感情を抱え込みやすく、それらをなかなか克服できないからです。

そもそも、こうしたネガティブな感情はどこから発生するのでしょうか。それは、人間の自我意識から発生します。自我意識には心理学上、顕在意識と潜在意識の2種類があるといわれてきました。しかし、心理学では理解されていない、さらに深い意識があります。それが、魂意識と宇宙意識（超意識、真我意識、神意識ともいう）の2種類です。

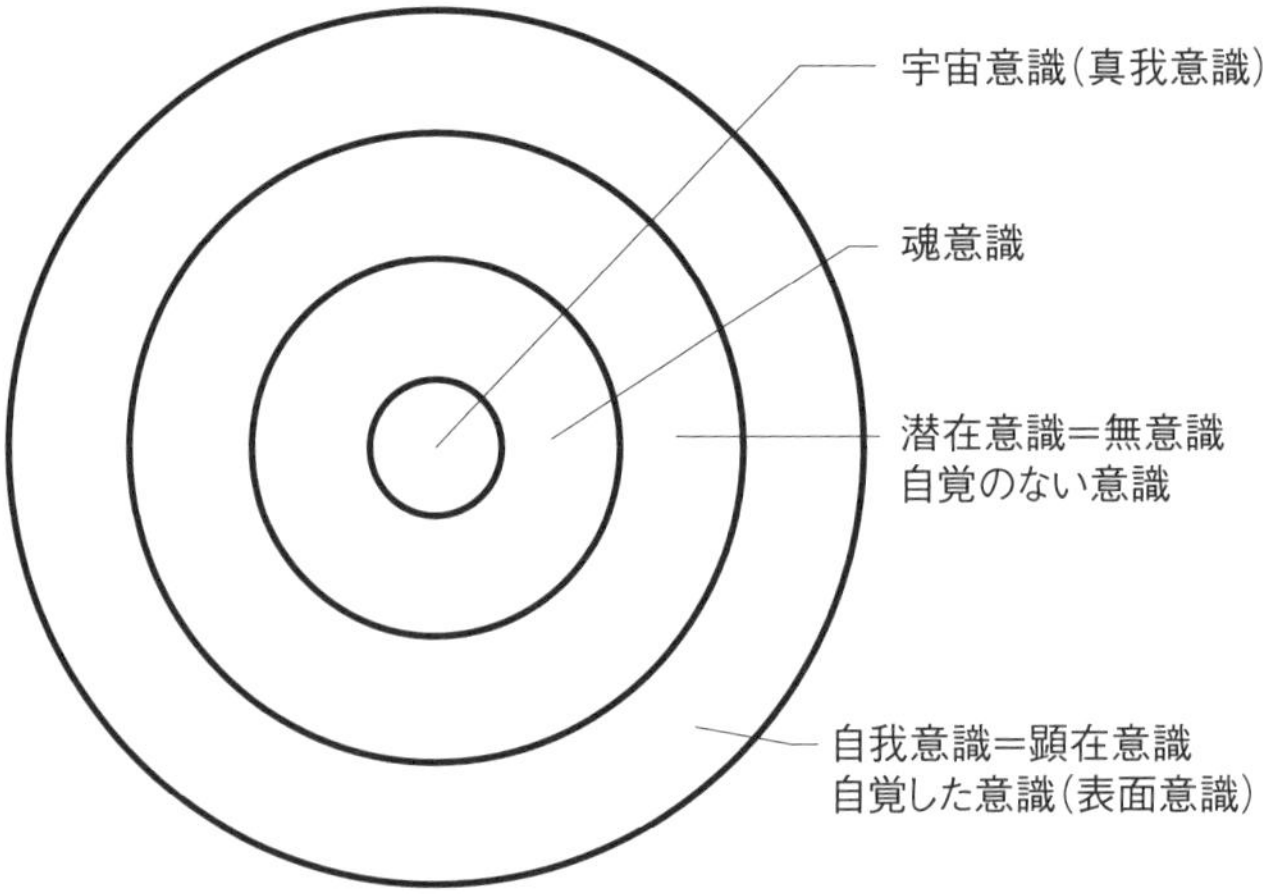

自我意識というのは、自分の意識に現われる思考や感情、感覚、想いなどの表面意識（顕在意識）で、自分のすべてだと思っている意識です。これを「エゴセルフ」ともいいます。

潜在意識とは、表面の顕在意識に上がってこない意識です。忘れてしまった幼少期の記憶やトラウマ、過去生の記憶や魂の記憶などです。

これらに対し、魂意識は魂自体の意識です。自分の本質は魂だと気づき、自覚したとき、「魂に覚醒」します。魂は転生体験したすべてのデータが収められているデータバンクですが、その魂が持つ意識、つまり魂意識は、潜在意識のさらに深いところにあります。

この魂意識の大元にあるのが宇宙意識（真我意識、超意識、神意識）です。宇宙の根源（神ともいう）で誕生した、もっとも本質的な意識です。お釈迦様の「悟りを開いた」という言葉は、この宇宙意識に目覚めたことを教えています。

「心配・不安・怖れ」の感情を抱くのは、自我意識が宇宙意識とつながっていることに気づかず、「自分だけがすべて」だと思い込んでいるためです。しかし、「自分の本質は魂なんだ」と魂意識に目覚め、さらに宇宙の根源とつながっているという宇宙意識に目覚めれば、心の苦しみは一変します。心の悩みに対する受け止め方や対処の仕方も根本的に変わります。

まず、「こういう時や場面では、こんな感情が湧き上がるんだ」と自分の感情を徐々に客観視できるようになる。そうなれば、人を責めたり自分を責めたりせず、すべてを受け容れ、赦せるようになる。すべては自分の魂の進化のために必要な体験であると気づき、感謝できるようになる。そんな自分を好きになり、精神的ストレスを抱え込まなくなります。

今回の新型コロナウイルスの出現に関する宇宙の意図は、まさにここにあります。「人間の本質は魂なんだ！　魂に覚醒し魂意識に目覚めなさい！」「宇宙の根源につながっている宇宙意識に目覚めなさい！」。そうすれば、「愛と調和のミロクの世（5次元地球）」に変わることを人類に気づかせようとしているのです。

魂に覚醒し、宇宙意識に目覚めると、意識の周波数が上昇し、物や金、権力、人などへの執着心を手放すことができ、心は自由で平安になります。そして、与えることの喜び、愛することの喜びを知り、一切の見返りを求めない無条件の愛に至ります。

この宇宙意識に目覚めることこそ、精神的ストレスへの根本的な対応策になるのです。

光・丹田呼吸で宇宙の中心から光エネルギーを取り込む

私は、52歳から丹田呼吸による瞑想を始めました。当初は、丹田呼吸は学生時代の武道での呼吸法をベースにして、毎日通うスポーツクラブのプールサイドなどで行なっていました。スポーツクラブの支配人から教えてほしいと言われたこともありますが、私の姿を初めて見たスポーツクラブの会員は変な人がいるなと思っていたことでしょう。

その後は、毎晩、就寝時のベッドでも丹田呼吸をしながら瞑想を行ないました。すると、さまざまな不思議な体験をするようになったのです。

その一つが体外離脱です。ある日、瞑想をしていると突然、高周波の音が聞こえてきて、身体の奥からバイブレーションが生じました。それにともなって私の魂の4次元ボディであるアストラル体が心臓上部にある胸腺辺りから抜け出し、壁をすり抜けて空へ飛びました。

最初は戸惑いましたが、何度か体験しているうちに慣れてきて、過去や未来に行ったり、宇宙に行ったりできるようになりました。さらに過去世（生）の自分や未来世の自分に会ったり、会いたかった人に会ったりできるようになりました。発明発見のヒントを得ることもありました。

予知夢を見ることも増えました。その多くは、たいへんリアルな明晰夢です。たとえば、3・11東日本大震災の津波や福島原発事故も夢で体験していました。

さらに10年前からは明晰夢としての夢体験でなく、実体そのものの超リアルな夢体験が生じるようになりました。

そのきっかけは、毎日16時間、1カ月間休む暇もないほどぶっ続けで仕事が続いたときのことです。セミナーでの講演や執筆活動はそれほど疲れませんが、そのときは10日間ほど、1000kgの野草採りと仕込みを毎日一人で行なう作業がありました。これはかなりハードで、毎日午前1時に就寝し、朝6時に起床しました。このスケジュールが全て終了した翌朝は、もう起き上がれないほどヘトヘトでした。

その日の朝9時からミーティングがありました。起床後の6時から7時までの1時間でなんとか1カ月前の身体に戻そうと決意し、丹田呼吸をしながら瞑想をしました。とくに宇宙の中心（セントラル・サン）から光エネルギーを脳の松果体に取り入れるようにしました。

すると、全身の細胞に光エネルギーが流れ込み、激しいバイブレーションが1時間にわたって続いて、私の身体はベッドの上で激しく上下振動しました。それが終わると、嘘のように全ての疲労が消えて1カ月前のタフな身体に回復し、力がみなぎっていたのです。

それからは丹田呼吸で瞑想しながら光エネルギーを取り込むようにしていると、不思議な体験が続けて起こりました。

たとえば、こんなことがありました。超多忙で数時間はかかる仕事が到底、予定の時刻に間に合いません。すると突然、時間がピタッと止まった感覚になり、気づいたら仕事が終わっていました。不思議だなと思いながら時計を見ると、わずか5分しか経過していません。肉体ごと別の次元へ行って作業していたとしか考えられませんでした。

今までいちばん衝撃的な体験は、壁をスルーしたり、空中を飛行したりしたことです。それは夢での体験ではなく、実体での体験です。

ある日、たいへん盛り上がったセミナーを終え、ホテルの部屋に入ってから、いつものように光・丹田呼吸で瞑想をしていました。すると、身体から重力が抜けていくのがわかります。立ち上がって壁に手を伸ばしたら、私の身体がスーッと壁を通り抜け、外に出てしまったのです。まるで空中飛行をするように、空間を歩いたり飛びまわったりできます。夢での体験なら、「今、眠っていて、これは夢の中だ！」とわかるのですが、このときは、あまりにリアルで、現実の実体ボディで体験している感覚がはっきりしていました。

しばらく空中飛行を楽しみ、そろそろ戻って明日のセミナーのためによく眠っておこうと思うと、ホテルの部屋の壁をスルーしてベッドの脇に戻ることができました。夢での体験（体外離脱体験）なら、自分の身体がベッドに横たわっていて、そこに戻りますが、そのときはベッドの上には自分の身体はありません。

誰かがその様子を見ていたら、ベッドの上から突然消えた透明人間が再びベッドの上に現われたようにしか見えなかったでしょう。

その後も似た体験を何度かしています。

これらは私の体験ですが、いちばん大切なのは光・丹田呼吸で瞑想することにより宇宙意識に目覚めることです。

【コラム】肉体の周波数を上げる秘訣

身体的ストレスを解消するには、肉体の周波数を上げることも必要です。肉体の周波数を下げる大きな原因の一つが、全身の細胞に蓄積される化学物質と有毒金属です。

ワクチンに含まれる有機水銀（チメロサール）や水酸化アルミニウム、マグロに含まれる水銀、フッ素、カドミウム、ダイオキシンなどが体内に蓄積されると有毒金属としてさまざまな障害を引き起こしますが、何よりも肉体の周波数を下げます。

体内に蓄積される化学物質も同じです。その多くは石油から合成された化学物質で、医薬品（漢方薬は別）、合成食品添加物、農薬、除草剤、合成界面活性剤などに含まれています。残念ながら、今、日本人はどれも当たり前のように接種し、摂り入れています。

これらの有毒金属や化学物質は、とくに脳細胞をはじめとする神経細胞、腎臓、肝臓、脂肪細胞などに蓄積されます。これを解消するには、新たに体内に入れないことですが、同時にすでに蓄積されたものを体外に排出（デトックス）することも必要です。それには、細胞内のミトコンドリアを活性化することや、体内酵素を活性化することが有効です。

肉体の周波数を上げるには、食事の切り替えも必要です。まず、周波数の低い肉食や化学物質を含んだ食べ物を止めます。きれいな空気と水で育った山菜や自然栽培、無農薬栽培の野菜、穀類、果物などは周波数の高い食べ物です。

さらに、次の章で紹介しますソマチッドを体内に取り込むこと、ＰａｒｔⅡで紹介しました気のエネルギーと宇宙の光エネルギーを丹田呼吸による瞑想で体内に取り込むことも肉体の周波数を高める秘訣です。

第3章　コロナ時代に準備されていた「香り精油」

この章では、宇宙意識を中心に栄えたレムリア文明（ムー文明）を人間とともに築いたプレアデス星人が地球にもたらし、その後、日本列島固有の樹木として残った檜《ひのき》科樹木について述べます。というのは、この樹木の「香り精油」には、ムー文明から縄文へと引き継がれた宇宙の叡智が秘められているからです。それを知ることは、新型コロナウイルスを克服することにもつながっています。

今、檜科樹木の「香り精油」が注目される理由

檜科に属する木は檜、青森ヒバ（翌檜《あすなろ》）、サワラ、ネズコの4種類で、そのどれもが日本列島のみに自生する固有種です。さらに、同じ国内の檜でも、もっとも脳の深部まで癒す

香りを放つのが木曾檜です。そのほかにも日本列島にのみ自生する日本固有種として日本杉、樅《もみ》、白檜曾《しらびそ》などがあります。

縄文時代には、檜と日本杉で住まいを作っていました。稲作が本格的に始まった弥生時代になると、水田を作り、水を引くために低地や平地に住むようになりますが、それまで1100年間続いた世界でもっとも古い文明である縄文時代は、低地に住まず檜の大木に囲まれた森に住居を構えていました。そのほうが食料の採集や畑を耕すのに都合が良かったからです。

檜は、水が少ない乾燥した場所に育ち、谷や沢より少し高い山腹や尾根、丘陵に自生しています。縄文時代の住居はそんな場所に建てられていました。住居が平地に移った弥生時代以後も、神社やお寺は山腹や尾根など、檜の大木の多い場所に建てられました。

谷間の水の多い場所は、「穢《けが》れ地」といって生命エネルギー（気）が弱く、大雨で土砂災害や洪水が起こりやすいのです。一方、山の尾根で分厚い花崗岩の上に檜の大木が生えている場所は、「癒《いや》し地」といって生命エネルギー（気）が強いのです。

そもそも、檜という漢字は「日（太陽）が会う木」と書き、太陽の光エネルギーが凝縮した木を意味しています。

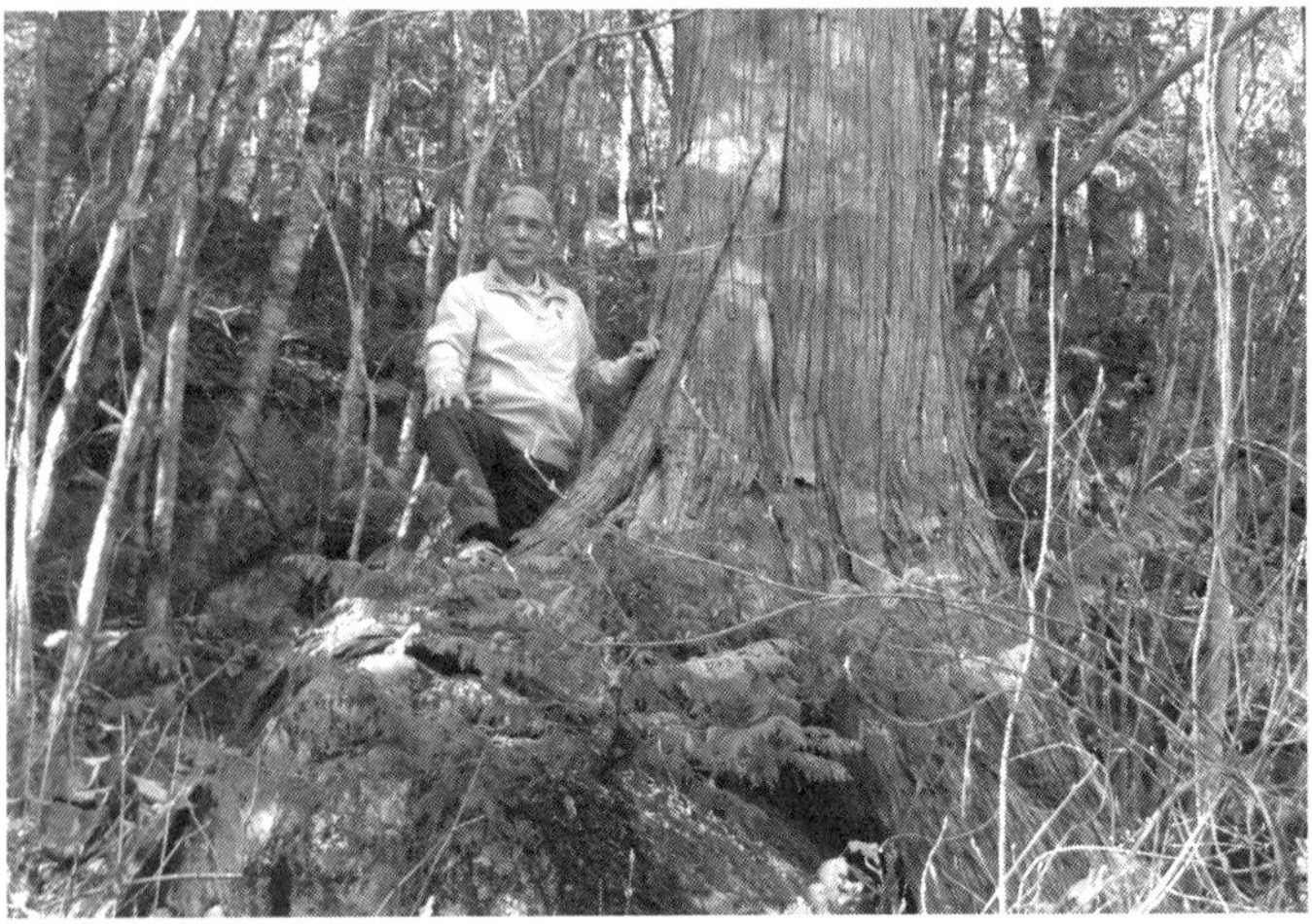

岩盤上に生えそびえる木曽檜、樹齢600年

武家時代の城は花崗岩で土台を組み、檜で柱を立て、檜と杉で建てられました。もっとも生命エネルギーが強いところが殿様の住いだったのです。風呂も檜風呂でした。大自然の恵みを活かした、なんとぜいたくな住まいだったことでしょうか。

杉は「彡」つまり「水」の木で、事実、杉は谷間に近いところに自生し、水分を多く吸い上げて勢い良くグングン真っ直ぐ伸びます。一方、檜は「火の木」から来ているという説もありますが、「火」には「浄化」の作用もあります。

現在、注目されているのは檜科樹木に含まれている「香り精油」です。有害な菌（病原菌、腐敗菌、カビ菌）や病原性ウイルスを殺す作用や、有害な虫（蚊、ダニ、白アリなど）に対する防虫作用を持っています。その香りは脳を癒し、精神的なストレスを解消する働きをします。檜の水風呂に入ると、人体の皮膚脂肪細胞下に蓄積された医薬品や合成食品添加物、日常生活用品に含まれる合成界面活性剤、農薬などに含まれる石油から化学合成された有害な化学物質や体内毒素が皮膚から体外へ排出（デトックス）されますが、これも香り精油の働きです。

檜科樹木の香り精油でウイルス対策

拙著『樹齢千年の生命力「森の香り精油」の奇跡』でも紹介しましたが、檜科樹木の香り精油には抗ウイルス効果も確認されています。

今のところ、インフルエンザウイルスやコロナウイルスを直接殺す医薬品は存在していません。一般的な風邪ウイルス（ライノウイルスやアデノウイルス）についても同様です。

風邪ウイルスを殺す薬ができたらノーベル賞ものだと昔からいわれます。

なぜ、人体に侵入したウイルスを医薬品で殺せないのでしょうか。

細胞や病原菌は、抗生剤（抗生物質）などの医薬品で殺せます。有名なのはペニシリンやストレプトマイシンなどの抗生物質で、これらによってコレラや結核などの原因になる病原菌を殺すことができました。

しかし、こうした抗生剤を一定期間以上連続して服用すると、腸内細菌も殺され、腸管免疫力が低下するという弊害があります。しかも、抗生剤ではウイルスを殺すことはできません。ウイルスは、病原菌や細菌よりはるかに小さく、人体細胞に侵入して増殖します。そうして細胞内に存在しているウイルスは、抗生剤などの医薬品では殺せません。新型インフルエンザに感染した鶏や豚は、焼却することで細胞ごとウイルスを殺しているわけです。しかし、ウイルスに感染したからといって人間を焼却処分する、まさかそんな国はないでしょう。

今、いろんなワクチンの開発が行なわれていますが、残念ながらどのワクチンもウイルスそのものを殺すことはできません。あくまで、特定のウイルスに対する免疫力を高める手助けをするだけなのです。しかも、そのウイルスが変異したときも有効であるとはかぎらず、結局はまた新たにワクチンを開発しなければならない可能性もあります。

そのようなワクチンとどう付き合っていくべきなのか、詳しくは次の章で述べますが、少なくとも現時点ではウイルスを殺すことのできる医薬品は開発されていません。

そんななかで注目されているのが、檜の香り精油です。この精油の二大パワーがフィトンチッドパワーと原始ソマチッドパワーです。

フィトンチッドには病原菌やウイルスを除去する作用があるとされています。とくに檜の香り精油の場合は、インフルエンザウイルスやコロナウイルス、ノロウイルスを殺す作用があることを示す実験データも出ています。檜の香り精油が空間に広がっていて、それを呼吸とともに吸い込んでいれば、ウイルスや病原菌、腐敗菌などを抑制し、除去できることもわかってきています。

詳しくは拙著『誰でもできる感染症対策！　樹齢千年「桧・ひば精油」で免疫力超アップ』を参照してみてください。

もう一つの原始ソマチッドパワーについては、まずソマチッドについて説明することにします。

これは私の仮説ですが、生命が惑星に誕生する前に、遺伝子情報をもたらすSLD（生命デザイン記号体、通称ソマチッド）が宇宙から隕石とともに到着したと考えられます。SLDはSign of Life Designの略で、私（著者）が命名しました。それは、ナノレベル（100万分の1ミリ前後）の超極小生命体です。この生命体内にはDNAは存在していないため、現代科学が考える生命体ではありません。しかも、生命体は炭素が主成分となっていますが、ＳＬＤは珪素を主成分として出来ていて、数千度の高温下でも強力な放射線下でも生存し続けることができます。

それだけではありません。３次元の物質的領域と４次元の非物質的領域の間を行き来することができます。

この不思議な生命体は通称ソマチッドと呼ばれ、地球上では珪素鉱石の中に存在し続け、水に触れると水の中へ飛び出して活動を開始しました。その後、ＳＬＤの持っている生命体をデザインする宇宙情報によって、水素、酸素、窒素、炭素などからアミノ酸などがつくられ、単細胞生物であるアメーバやバクテリアが誕生しました。

その後の進化で、植物（下等植物から樹木へ）、動物（微生物から魚類、両生類、爬虫類、哺乳類、霊長類）、最終的には人間が誕生しますが、私たち人間も含めて、すべての生命体の中にはＳＬＤが存在し続けています。

体内で、そのＳＬＤの情報に従って細胞の死と再生がくり返されることで、生命体は生き続けることができます。また、生命体内の細胞に変異が起こると、ＳＬＤの働きで本来の細胞に回復することもできます。

そもそもＳＬＤが持っている宇宙情報は宇宙の意志に基づくものなので、もし私たち人間がその意志に反するような生き方をすると、ＳＬＤは自らの働きを止めたり、人間の中から逃げ出したりします。反対に宇宙の意志に即した生き方をしていると、より活発に働くようになります。

フィトンチッドパワーと原始ソマチッドパワーでウイルス対策

ウイルスは、病原菌や細菌と違い、単体では自らエネルギーをつくって分裂し繁殖（増殖）することはできません。ですから、ウイルスを防ぐには、まず人体に侵入する前に空間で殺してしまうことです。いわゆる体外免疫環境をつくるわけです。私は、そのために檜科樹木の香り精油を活用する方法を考案しました。それが「ＭＯＲＩ　ＡＩＲ」と呼ばれる室内噴霧装置です。

香り精油のフィトンチッドパワーと原始ソマチッドパワーを活用することで、空気中に浮遊しているウイルスや室内に付着しているウイルスを殺してしまいます。一般には、次亜塩素酸等を室内空間へ噴霧してウイルスを殺す方式がありますが、これは化学物質のた

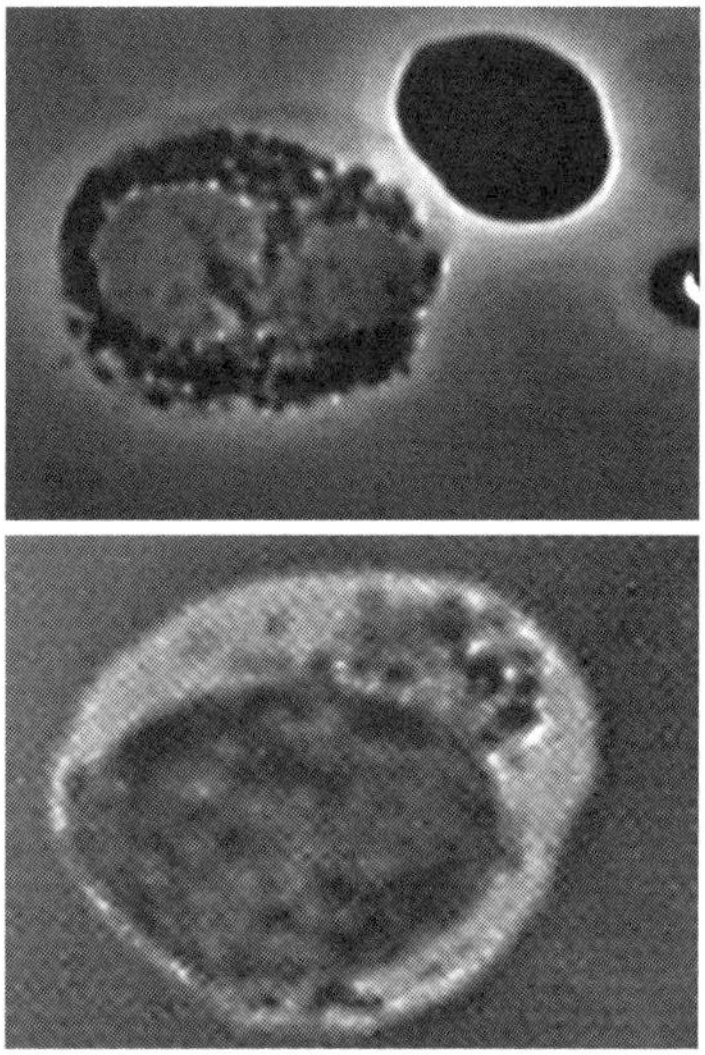

貪食細胞

め、吸引すれば人体にとって毒性がありますが、しかし、香り精油にはまったく毒性はありません。

香り精油がウイルスを殺す仕組みは、免疫細胞がウイルスを殺す仕組みを見るとよくわかります。ウイルスは主に、喉や鼻、気管などの粘膜細胞から侵入します。その粘膜細胞でウイルスを貪食（捕食）し、殺し、分解してしまうのが好中球という免疫細胞です。そこで除去されなかったウイルスは、好中球より何倍も貪食能力が高いマクロファージによって分解されます。そこも通過したウイルスは、今度は、ガン細胞を攻撃し死滅させることで有名なＮＫ細胞（ナチュラルキラー細胞）の攻撃を受けます。

これら３種類の免疫細胞がウイルスを殺すときに主要な働きをするのが、免疫細胞内に大量に存在する顆粒（アズール顆粒）です。この顆粒がソマチッドか、あるいはソマチッドに類するものであると思われます。

私がそのことを確信するようになったのは、位相差顕微鏡で血液を観察しているとき、血液中の顆粒と、ソマチッドの動きや働きがそっくりであることを知ったからです。残念ながら現代科学では、まだこのことは解明できていません。

ＭＯＲＩ ＡＩＲからは、ナノレベル（１００万分の１ミリ前後）の超極小微粒子状の森の香り精油が空気中に噴霧されます。しかも、その香り精油には原始ソマチッドが豊富に含まれています。それが口や鼻から体内に入り、気管を通じて肺、血管（血液中）、全身細胞内へと広がっていきます。ナノレベル大の大きさであるため、気管の粘膜や肌からもダイレクトに浸透していきます。

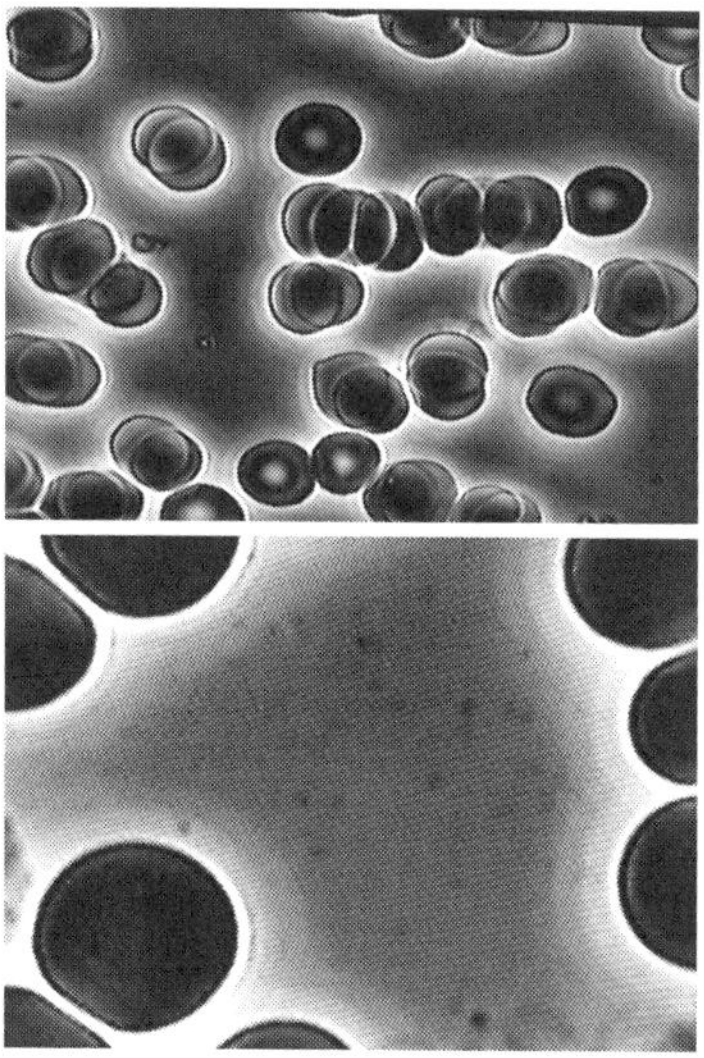
吸引前の血液（4000倍）と吸引後の血液（12000倍）、小さい粒々がソマチッド

ＭＯＲＩ ＡＩＲの噴霧口の真上で５分間香り精油を吸引し、その直後の血液を位相差顕微鏡で観察したところ、ソマチッド（ＳＬＤ）が血液中に普段の数十倍、数百倍も存在していることがわかりました。そのソマチッドが顆粒のような働きをしてウイルスを殺し

ていると考えられます。

ソマチッドは、免疫細胞の働きをするだけではありません。じつは、もっと画期的なのは生活習慣病を防ぎ、健康長寿をもたらしてくれることです。

血液中には、赤血球になりそこなった変性不良タンパク質があります。たとえば、炭水化物の摂りすぎで糖化した変性不良タンパク質や、心身のストレスや体内に侵入した化学物質によって発生した活性酸素によって酸化した変性不良タンパク質などです。ソマチッドはそれらを分解する働きもしています。

こうしたソマチッドの働きが弱くなると、変性不良タンパク質が体内に増えていき、ガンや糖尿病、心臓・脳の血管性疾患、腎臓病、アルツハイマー（認知症）、パーキンソン病などの生活習慣病を招きやすくなります。逆にいえば、体内にソマチッドが多く、活発に働いていると、生活習慣病を防ぎ、健康長寿をもたらすということです。

ガンになる根本原因はストレスの積み重ね！

私の専門である実践脳科学の観点からいえば、ガンになる第一の原因は「長年の精神的

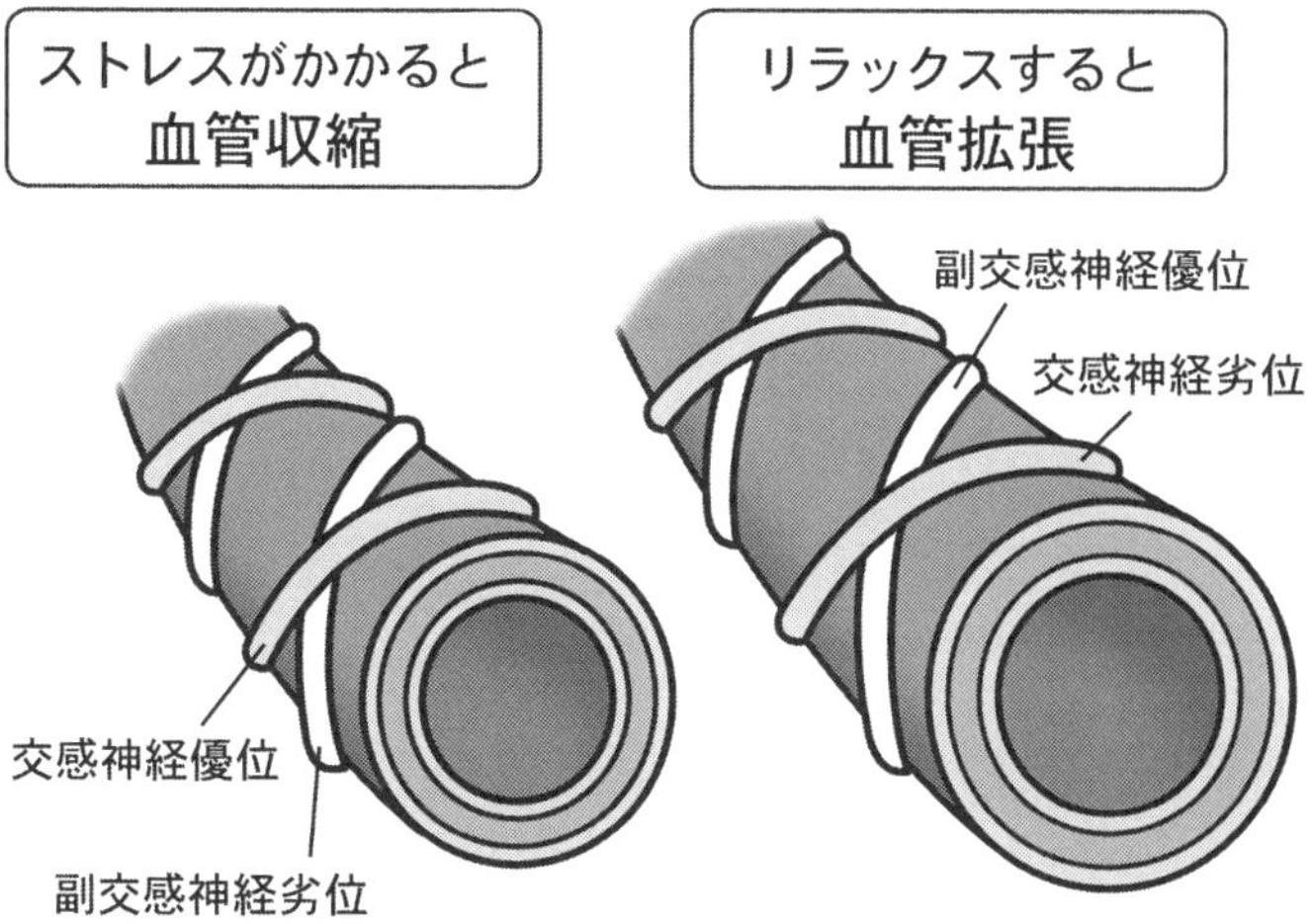

ストレスの積み重ね」です。なかでも、「我慢」し続けたり、「不安や怖れ」を抱き続けたりしていると精神的ストレスが蓄積され、ガンにつながるリスクが高くなります。

第二の原因は「長年にわたる肉体的ストレスの積み重ね」です。とくに日本人の勤勉な性格による「働きすぎ」が肉体的ストレスを増加させています。しかも、「我慢」しながらの「働きすぎ」は精神的にも肉体的にもストレスになります。

ストレスの影響を直接受けるのが自律神経です。自律神経には身体を緊張状態にさせる交感神経と、リラックスさせる副交感神経があります。たとえば、血管の周囲にはこの二つの神経が取り巻いていて血管の収縮と弛緩のバランスを取っていますが、交感神経は血管を収縮させ、副交感神経は弛緩させることで血流を促します。

ところが、心身に過剰にストレスがかかった状態が続くと、交感神経優位の状態になり、血管は収縮したままで血圧は高い状態が続きます。これでは血流が悪くなりますし、夜はグッスリ眠れなくなります。

収縮して狭くなった血管に悪玉活性酸素によるダメージが重なると、ますます血流が悪くなり血流障害を引き起こします。その結果、全身の細胞へ酸素や栄養素が十分に届かなくなり、何よりミトコンドリアが不活性になります。酸素と栄養素がなければミトコンドリアはエネルギーをつくれませんし、新陳代謝が低下したり、体温が低くなったりします。この状態は病気発症の温床になります。

ミトコンドリアの働きを活発にする基本は、酸素と栄養素をしっかり細胞に送ることです。たとえば、毎日、有酸素運動で汗を流していると、筋肉内のミトコンドリアが活発に働きます。それによって自律神経のバランスが良くなり、血流が良くなって酸素と栄養素が全身の細胞に届き、ミトコンドリアによるエネルギー産生はさらに活発になります。このようなプラスの循環が出来てきて、体温も上がってきます。

ところが、心身のストレスが溜まったままにしておくと、ミトコンドリアの活動が低下し、自律神経のバランスが崩れて血流が悪くなり、体温も低下してきます。それでも運動もせずに過ごしていると、いよいよ体温はいつも35度台という状態になります。

ミトコンドリアの働きが悪くなると免疫力も低下してきます。たとえば、免疫細胞のNK細胞は毎日、数千個発生するといわれるガン細胞を処理することができなくなり、ガンを発症するリスクが高くなります。それでも、ミトコンドリアが大量に存在する心臓や脳細胞、小腸、筋肉などの臓器や器官はガン化しませんが、ミトコンドリアが割合に少ない胃や大腸、食道などの上皮細胞や、腎臓、肝臓、肺、膵臓、大腸、子宮などは免疫力が低下しやすく、ガン細胞が発生しやすくなります。

このとき、心身のストレス以外にDNAを直接傷つけ、細胞がコピーミスを犯すような外的要因がさらに加わると、細胞のガン化は一層加速することになります。その外的要因とは農薬、除草剤、合成食品添加物、環境ホルモン、トランス脂肪酸、AGE食品（糖化、AGEのひどい食品）、強い人工放射線、有害電磁波、タバコの煙など発ガン性のある物質、そしてウイルスや細菌、医薬品などです。

女性の乳ガン、子宮ガン、卵巣ガンなどが発見されるのは40歳前後が多いのですが、とくに我慢や不安によるストレスが強いほど発症しやすいといわれます。乳ガンについては、乳房は体表にあるため、夏場のクーラーや薄着による冷えでストレスがかかることも乳ガンにつながると考えられます。

男性は、仕事による心身のストレスを抱えやすく、さらに活性酸素を発生させる肉や悪い油の多い外食を摂る傾向があります。ストレスによってミトコンドリアの働きが低下しているうえに、活性酸素によって細胞が酸化しやすい（サビやすい）ためにガン細胞が発生しやすくなります。

細胞内にはエネルギーをつくる2つのエンジンがある

ここで、ミトコンドリアについてもう少し説明することにします。

人体が60兆個の細胞から構成されていることはよく知られていますが、じつはその一つひとつの細胞の中には、細胞の直径の数十分の1ほどの大きさ（長さ1～5ミクロン、太さ0・5ミクロン）の、まったく異種の小生命体が100～4000個寄生した状態で存在しています。それこそがミトコンドリアです。

生命活動に必要なエネルギーをつくり出すとともに、細胞内に溜まった化学物質や毒素を排出する働きもしています。ですから、ミトコンドリアを知ることは、生命活動の本質を知ることになりますし、最大の健康対策にもなります。

そもそもミトコンドリアはどのようにして細胞内に存在するようになったのか、細胞内ではどのようにエネルギーをつくっているのか、なぜ副産物として活性酸素を発生するのか、そしてミトコンドリアは私たちの健康とどう関係しているのか。

これらについて見ておくことにします。

(i)人体細胞の成り立ち

人間や動物の細胞の先祖が発生したのは38億年ほど前です。そのときはまだ酸素がなかったので、酸素を使わずにエネルギーをつくり出す「解糖系生命体」として細胞は発生しました。20億年ほど前、大気中に酸素が存在するようになると、酸素を使ってエネルギーをつくり出すミトコンドリアなどの生命体が発生しました。そのミトコンドリアが、無酸素でエネルギーをつくっていた解糖系生命体である細胞の中に寄生して合体したのが現在の人体細胞の始まりです。

解糖系生命体（細胞）は酸素を嫌い、低温（32度前後）を好み、ゆっくり分裂して増殖し続けます。一方、ミトコンドリアは酸素を必要とし、高温（37度以上）を好み、より速く分裂して増殖しますが、それには限りがあります。

このミトコンドリアを細胞内に取り込んで生まれた細胞が人体細胞ですが、そのために人体細胞は分裂増殖が制限されることになり、人体細胞は死という寿命を持つようになりました。

(ii)人体細胞はハイブリッド型エンジンを持つ

人体細胞の大きさは、直径3～20ミクロンです。細胞膜に覆われ、その中にはDNAを1組持つ細胞核が1つと、タンパク質を合成する小胞体やタンパク質の仕分けをするコルジ体など、さまざまな細胞小器官が存在します。

さらに、細胞内にはエネルギーをつくる仕組みとして2つのエンジンが存在します。一つは100から4000個存在するミトコンドリア系エンジンです。もう一つは、水分豊富な細胞質基質でエネルギーを生産する解糖系エンジンです。

解糖系エンジンは、食物から摂り入れたブドウ糖1個を分解し、乳酸2個とピルビン酸2個に変換します（注）。このとき、ATPが2個つくられます。この作用には酸素は不要で、食物から分解したブドウ糖のみでエネルギーをつくり出し、細胞の分裂増殖や生命活動を促します。人間が大人になるまでの成長期間は、この解糖系エンジンがメインに活躍します。

※注　食物からブドウ糖に分解する際に働く物質が酵素です。さらに、ブドウ糖からピルビン酸に分解する際に必要な物質もやはり酵素です。

酸素を使ってより多くのエネルギーをつくるミトコンドリア系エンジン

解糖系エンジンでは、1個のブドウ糖からわずか2個のATPと2個のピルビン酸（物質代謝の中間産物）しかつくれません。そのため、これだけではすぐにエネルギー不足に陥ってしまいます。そこで力を発揮するのが、より多くのエネルギーをつくるミトコンドリア系エンジンです。

ミトコンドリアが働けば、2個のピルビン酸から36個のATPを生産できます。解糖系エンジンでつくられた2個のATPと合わせると38個ですから、ミトコンドリア系が働くことでエネルギー生産は19倍化します。人体細胞はミトコンドリアを持つことで、それだけ大きなエネルギーを生産できるようになったのです。

2つのエンジンはエネルギー生産の仕方が異なっていますが、私たちの身体の使い方によってもどちらのエンジンが中心になって働くかが異なってきます。たとえば私たちが短距離を全力疾走で一気に走り抜くときや、一気に重い物を持ち上げたり、跳んだり、打ったり、突いたり、蹴ったりするときなど瞬発力を発揮するときに必要なエネルギーを主につくるのは解糖系エンジンです。そんなとき、私たちは息を止めて活動しますが、それは解糖系エンジンが中心になって無酸素でエネルギーをつくっているからです。

しかし解糖系エンジンは、長距離走など長い時間にわたって身体を動かすようなときに必要なエネルギーを生産することには向いていません。その場合は、酸素を使ってより大きなエネルギーをつくり続けることができるミトコンドリア系エンジンが向いています。

現代人はどんどん長命になっていて、より長い期間活動を続けることになりますが、そのために必要なエネルギーを生産する主役はミトコンドリア系エンジンです。このエンジンが正常に働いているかどうかで、何歳まで健康長寿でいられるかが違ってくるといっても言いすぎではありません。

ということは、健康長寿の秘訣は、ミトコンドリア系エンジンを活性化することであり、そのためにどんな生活をするのがいいのかを知っておくことがとても大事になるということです。詳しくは、前著『52歳で折返し120歳で現役　丹田発声・呼吸法で医者要らず』（松井和義著・コスモ21刊）でも解説していますので、ここでは、そのポイントだけ確認しておくことにします。

①少食にすると、ミトコンドリア系エンジンは活性化する
②丹田呼吸で酸素をより効率良く大量に摂り入れる
③抗酸化物質（フィトケミカル）を摂り、それによってより多くの電子でミトコンドリア系エンジン（クエン酸回路）を活性化させる
④酵素を多く摂る
⑤補酵素（ミネラル、ビタミン）をたくさん摂る
⑥珪素とソマチッドを多く摂る
⑦有酸素運動でミトコンドリア系筋肉を増やし、化学毒を排出する

じつは、この7項目以外に、ミトコンドリアを活性化する秘訣があります。それは気のエネルギーと光のエネルギーを取り込むことです。これには、ミトコンドリアよりもはるかに小さい「超極小生命体ソマチッド」が関係しています。

ソマチッドはポジティブなマインドに反応して活性化する

ソマチッドはマインドの状態に影響されます。ポジティブなマインドでいるとソマチッドはどんどん活性化しますが、ネガティブなマインドでいると不活性になります。そのポイントは次の３つです。

（ｉ）気のエネルギーや光エネルギーを全身に満たすほどソマチッドは活性化する
気のエネルギーや光のエネルギーが全身に満ちるようにすることです。そのために効果的なのがＰａｒｔⅡで紹介した気・丹田呼吸と光・丹田呼吸です。

（ⅱ）純真な心で感謝してポジティブに生きる
何事にも執着せず、あるがままに感謝して前向きに生きることです。幼子のような純真な心とポジティブな感情でいると、ソマチッドはどんどん活性化します。

（ⅲ）声に出してプラスの言葉を発する
愛のある言葉、感謝する言葉、希望にふあれる言葉、喜びにあふれる言葉、信念に基づいた言葉……こうした言葉を発していると、ソマチッドはどんどん躍動するようになります。逆にネガティブな感情（不平、不満、心配、怖れ、怒り、悲しみ、猜疑心……）を抱いていることが多く、発する言葉もネガティブだと、ソマチッドはしだいに不活性な状態に陥っていきます。

ソマチッドを体外から摂り入れる

ソマチッドは地球に生命体が誕生する以前からすでに存在しますが、ソマチッドの中でももっとも古い原始ソマチッドを大量に含む植物があります。それが御嶽山中腹の木曾檜などです。とくに樹齢が数百年とか千年以上という樹木とか、石英斑岩などには非常にパワーの強いソマチッド（私はこれを原始ソマチッドと呼んでいます）が含まれています。檜科樹木の香り精油にも原始ソマチッドが含まれています。ＭＯＲＩ ＡＩＲはナノレベルの香り精油の粒子を空気中に噴霧しますが、それを吸引することで大量の原始ソマチッドを体内に取り込むことができます。

石英斑岩パウダーを溶かした水や、水晶を溶かした水を飲むことでも、その中に含まれる原始ソマチッドを大量に取り込むことができます。

大自然の中で育っている山奥の山菜や木の実、果物などにも原始ソマチッドは豊富に含まれています。これらを食することでも原始ソマチッドを体内に取り込むことができます。体内に存在する原始ソマチッドが活性化しているほど、たくさんの電子や光エネルギーがミトコンドリアに供給され、ミトコンドリアは活性化します。

ちなみに、少食にしたほうがミトコンドリア系エンジンのエネルギー生産効率は高まり、若々しく健康長寿になります。仙人が粗食にもかかわらず生命力にあふれていたのも、ミトコンドリアの活性度が高かったからだと思われます。

檜科樹木の香り精油

私は、フィトンチッドパワーと原始ソマチッドパワーを持つ檜科樹木の香り精油の存在とその優れた働きを知ったとき、それを日常生活の中で活用する方法について研究しはじめました。その結果、開発に成功した噴霧器がＭＯＲＩ ＡＩＲです。病原菌、腐敗菌、カビ菌を殺すことはすでに実験データで示されていますし、毎年冬に流行する季節型インフルエンザウイルスＢ型よりもっと毒性の強いインフルエンザウイルスＡ型を殺す科学的データも出ています。

　室内に噴霧しておくと、蚊や畳の中のツメダニも嫌って逃げ出します。しかも、化学物質で作られた殺菌剤との大きな違いとして、悪い菌は殺しますが、人体に必要な常在菌や発酵菌（善玉菌）は保護します。

　このＭＯＲＩ　ＡＩＲの開発には15年の歳月がかかり、平成27年の春に完成しました。最初は香り精油の認知度が低く、それを噴霧するＭＯＲＩ　ＡＩＲについて理解を得るのは難しかったのですが、しだいに全国で利用者が増えてきています。

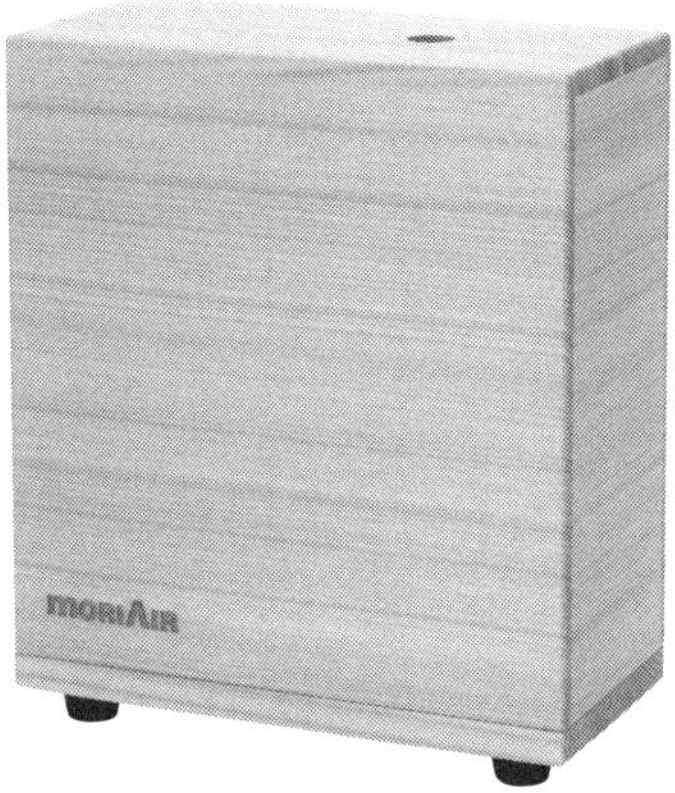

MORI AIR

　じつは、今から20年前に、香り精油を水で数十倍に希釈して自然揮発拡散させる装置を6000万円かけて開発したことがあります。室内の除菌・消臭で画期的な効果はあったものの、檜の香り成分が数日間で消えてしまうなどいくつかの課題点をクリアーできず、そのときは販売を中断してしまいました。15年後、再チャレンジを始めました。

今度は水で薄めずに精油の原液を100万分の1ミリ（ナノレベル）前後の超極小微粒子にし、特殊な特許装置で密封したまま室内に噴霧できるようになりました。その画期的な噴霧器がMORI AIRです。

香り精油をナノレベルという超極小微粒子にすることで室内空間の隅々まで拡散すると、しばらく落下せず空間を漂います。カーテン、エアコン、カーペット、壁はもちろんのこと、人体皮膚にも浸透しますし、鼻や口から入って気管を通り肺まで届きます。そこで血液中に入って全身の細胞まで運ばれます。

寝室やリビング、職場、病院などに設置しておくと、その空間は香り精油のナノレベルの微粒子で満たされます。

全国からは、花粉症やぜんそくの症状がその日から軽減された、寝室で使っていると家族が誰一人、風邪やインフルエンザにかからずすんでいるといった声が毎年届きます。今回の新型コロナウイルス対策に活用する人も一気に増えました。新型コロナウイルスのクラスターが発生した病院で使用されている例もあります。MORI AIRを事務所や塾に設置することで、複数人が同室にいても安心できるからです。

香り精油は自立神経を安定させるので、夜は熟睡できるようになり、昼間は脳が活性化して集中力が高まるため、仕事や勉強がはかどるという報告もあります。また、塾や学校、保育園などに置いて、子どもたちの風邪やインフルエンザ対策に活用しているところもあります。脳が活性化するので学習効果が上がったという報告もあります。

さらに、お年寄りの認知症予防も期待して設置しているところもあります。グループホームに入所していた94歳の私の父は認知症が軽減し、担当医師や職員が「奇跡だ！」と驚いていました。

じつは、私は檜やヒバや杉が放つ香りの不思議なパワーを中学時代から体験していました。田舎育ちの私は、中学時代は休日になると山菜採り、渓流釣り、めじろ捕り、かぶと虫やクワガタムシ捕り、松茸採りなどをしました。当然、森林に入ることが多かったわけですが、檜や杉などの針葉樹林には不思議なパワーがあると感じていました。あとになって、その体験を整理してみると、いろんなことが見えてきたのです。

①かえる、ねずみ、いたち、へびなどの動物の死骸がいっさい腐らず、すべて干からびてミイラ化している

②蚊も虫もまったくいない

③虫をエサとする小鳥がいないため、シーンと静まり返っている
④悪臭がまったくなく、さわやかな良い香りに満たされている
⑤きのこ菌はあるのに、カビ菌はまったくない
⑥森の中にいると頭がスッキリしてきてリラックスでき、夜はぐっすり眠れる
⑦森の中にいると頭脳が冴え、記憶力が良くなり、インスピレーションが湧く
⑧風邪気味でも檜や杉の森の中で過ごしているとひどくならない
⑨疲労気味でも森林の中に入ると、心身が爽やかになりスッキリする

また、檜や杉などの針葉樹の森林を観察していくうちに、こんなこともわかってきました。

①腐敗菌や病原菌が存在しないから、腐らないし感染症にもかからない
②蚊も虫も害虫も嫌がって近寄らない
③風邪ウイルスや有害なウイルスが死んでしまう
④檜の香りが脳を癒し、活性化させ、自律神経を安定させる

こうしたことが起こる理由は檜やヒバ、杉などの針葉樹が放つ揮発性芳香物質（香り精

油）にあります。この森の香り精油の特性である「フィトンチッドパワー」と「ソマチッドパワー」のうち、「ソマチッドパワー」については先に述べました。ここでは「フィトンチッドパワー」について述べることにします。

フィトンチッド（phytoncide）は、高等植物（phyto）という言葉と、殺す（cide）という言葉が組み合わさったものです。針葉樹木が自ら身を守るために、腐敗菌や病原菌、カビ菌などや悪性のウイルスを殺し、害虫を寄せ付けないために、香り成分である揮発性芳香物質（香り精油）を発散させています。この香り精油のパワーがフィトンチッドパワーです。

とはいっても、有益な発酵菌を殺すことはなく、保護します。このことは、味噌やしょう油を発酵させるときに使われる樽が昔から杉や檜であることをみてもわかります。こうした樹木には香り精油が豊富に含まれているからです。

フィトンチッドの3大作用を次頁の表にまとめておきますので参考にしてください。

じつは、香り精油にはフィトンチッドパワーとソマチッドパワーのほかに、もう一つ注目すべきパワーがあります。それはアロマテラピーパワーです。一般に、アロマテラピーに用いる精油には、人間の脳を癒し、活性化させ、自律神経を安定させる作用があること

(i)菌・ウイルス・虫除去作用

①殺菌作用

食中毒を起こすO-157(病原性大腸菌)、院内感染をもたらす黄色ブドウ球菌(MRSA)、レジオネラ菌などの病原菌や有害菌を殺す。

②防腐作用

生ものを腐らせる腐敗菌を殺す。

③防カビ作用

有害なカビ菌や真菌や白癬菌を殺す。

④抗菌作用

木材腐朽菌などの有害な細菌(バクテリア)を寄せつかせない。

⑤抗ウイルス作用

風邪ウイルス、インフルエンザウイルス、コロナウイルス、ノロウイルスなどの変異ウイルスにも抗ウイルス作用を持つ。インフルエンザウイルスA型にも実証データあり。

⑥防虫作用(忌避作用)

蚊、害虫、ダニ、シロアリを寄せつかせない。

(ii)有益菌保護作用

発酵菌(乳酸菌、麹菌、酢酸菌、ビフィズス菌など)や人体常在菌(腸内細菌、皮膚常在菌、口内常在菌など)といった有益菌を保護する。

(iii)消臭作用(悪臭源除去作用)

腐敗によって発生するアンモニア、硫化水素、トリメチルアミン、メルカプタンやその他さまざまな悪臭粒子を中和分解してしまう。しかも、悪臭の発生源となる腐敗菌を殺してしまうことによる根本消臭作用もある。逆に発酵菌を活性化する。

その結果、タバコ臭、ペット臭、料理臭、生ゴミ臭、エアコンのカビ臭などの、各種カビ臭、尿の臭い、医薬品臭、線香臭、加齢臭、汗臭などの悪臭を消し、良い香り(芳香)を漂わす。

はすでによく知られています。

アロマテラピーはヨーロッパ由来で、ラベンダーやローズ、ミント、バジルなどのハーブに含まれる精油が主に使用されます。一方、檜科樹木の香り精油は日本固有のもので、そのアロマテラピーパワーは日本由来のものです。しかも、フィトンチッドパワーとソマチッドパワーとの相乗作用も期待できます。

森の香り精油の持つアロマテラピーパワーの特徴は、嗅細胞から嗅神経を通じて副交感神経の働きを促進することです。その結果、鎮静作用、ストレス解消作用、リラックス作用、精神安定作用、血圧低下作用、快眠作用、脳の活性化と集中力向上、認知症予防の改善などが期待できます。

ＭＯＲＩ ＡＩＲで香り精油が空気中に拡散すると、吸い込まれた香り精油は鼻腔の天井部にある４０００万個の嗅細胞でキャッチされ、大脳辺縁系（哺乳類の脳）の快・不快を感じとる「扁桃体」や記憶を司る「海馬」へ情報が伝わります。さらに、奥にある間脳の自律神経をコントロールする「視床下部」に伝わります。それから、内分泌ホルモンをコントロールする「脳下垂体」に伝わることで、自律神経系、内分泌ホルモン系のバランスが整えられ、ストレス解消と心身のリラックスにつながります。

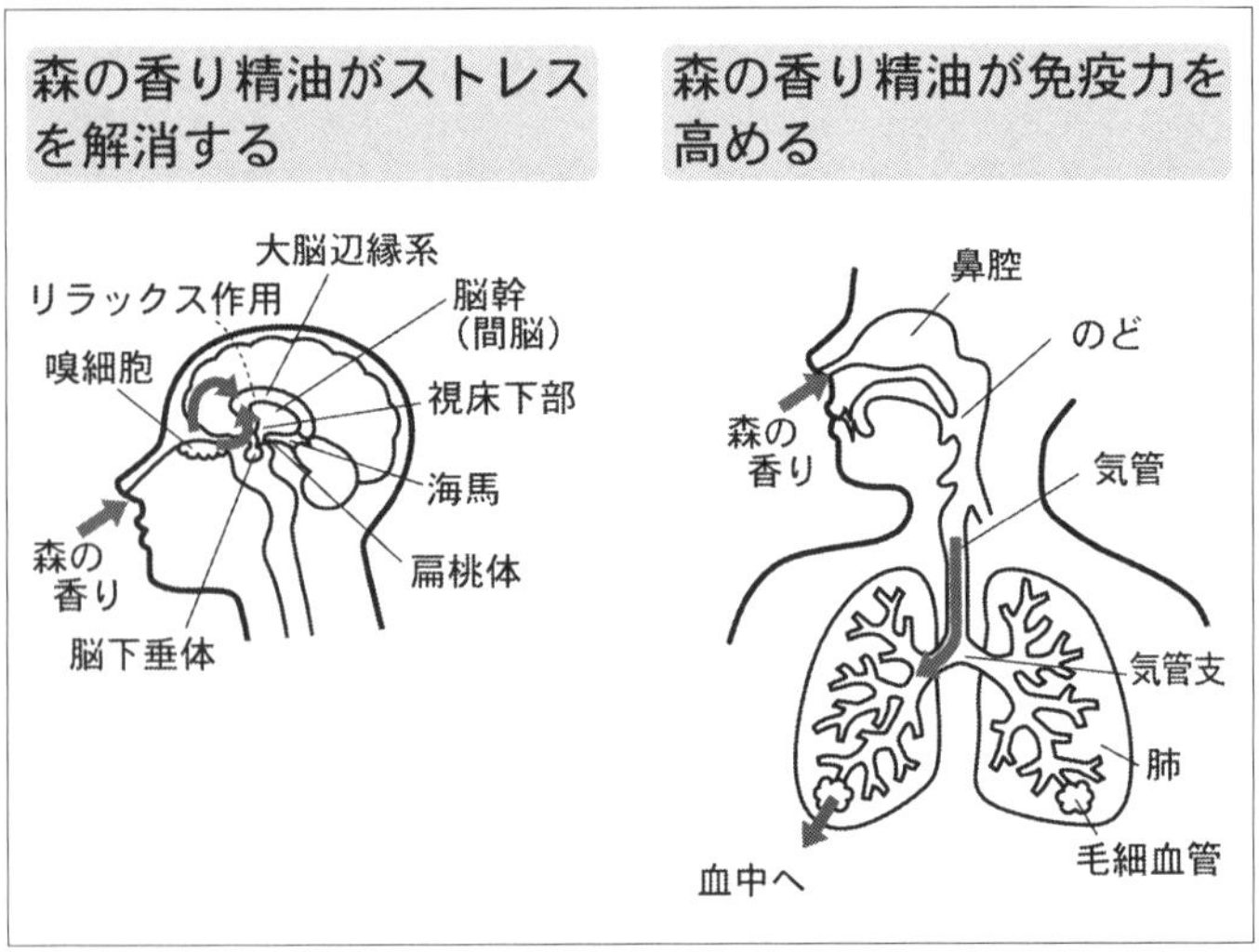

また、香り精油が鼻から気管支を通り、肺の中の毛細血管に入って全身の細胞に届くと、免疫力が向上します。

とくにＭＯＲＩ ＡＩＲに使用される香り精油（専用液）は、伊勢神宮建て替えに使う御神木（樹齢数百年〜千年）が生育する御嶽山の木曾檜をメインに、青森ヒバ、紀州檜、秋田杉、熊本の楠、コウヤマキ、トドマツなど35種類の樹木から抽出されています。実際には、全国の国有林の間伐材や枝打ち材が使用されています。

その香り精油のフィトンチッドパワーとソマチッドパワー、アロマテラピーパワーは、民間林の樹木（樹齢数十年の植樹された樹木が多い）に含まれる精油と比べると、はるかに強力です。

ただし、香り精油はごくわずかしか抽出できません。たとえば、1トンの青森ヒバからはわずか20mlのヒノキチオールしか抽出できません。

原始ソマチッドパワーの秘密

香り精油には3大パワーがあると述べてきましたが、その中心になるパワーはソマチッドパワーです。その最大の効果は、免疫力と生命力を大きく向上させることです。その理由は、100年余りで枯れる民間の植樹林の檜や杉と違い、千年以上の寿命を持つ樹木が多い深山の天然林に生育する樹木から抽出した香り精油だからです。実際には、木曽檜、青森ヒバ、秋田杉、北海道のトドマツ、熊本の楠など35種類の樹木から抽出されています。

この香り精油に含まれるソマチッドは、樹齢の短い精油に含まれるソマチッドよりはるかに古く(数億年)、パワーが大きいので、私はこれを「原始ソマチッド」と呼んでいます。その特性を表にしておきますので参考にしてください。

①地球での生命の源となった原始ソマチッド

生命の源「ソマチッド」は地球誕生後、隕石に含まれ地球に飛来した。その後、マグマや海水によって地球全土に拡散。生命を作り出す元になった。

ソマチッドは生命体としての活動ができない環境下では珪素の殻に入り込み、不死身の状態で休眠している。

ソマチッドは、珪素中の電子14個によりもっとも効率良くエネルギー充填する。

②ソマチッドの主成分は炭素でなく珪素

数千度の高熱化でも存在できる永遠不滅の生命体。

③DNAを持たない最小の超極小生命体

その大きさは直径0.3ナノメートル(1000万分の0.3ミリ)〜50ナノメートル(100万分の50ミリ)。赤血球(8〜9ミクロン)の1万分の1〜100分の1の大きさ。ちなみに、人体細胞は20〜50ミクロン、ミトコンドリアは2ミクロン前後。

とくに原始ソマチッドはマグマが冷え固まってできた花崗岩中の珪素の中に数億年間存在していて、もっとも小さく、もっとも強いエネルギーを有する。

④水素から電子を受けて活動

原始ソマチッドは水素からの電子を受けることで、珪素の殻の中で目覚め、飛び出し、水の中で生命体として活動を始める。

⑤ソマチッドはDNAの前駆物質、宇宙情報を持つ意識体

【コラム】MORI AIRの活用法

一般的な風邪のライノウイルスは鼻腔の粘膜細胞に侵入します。

一方、新型コロナウイルスは鼻腔の奥にある上咽頭（喉の上部）の粘膜細胞に侵入します。

それは、ライノウイルスのスパイクが結合する受容体（レセプター）が鼻腔に多いのに対して、新型コロナウイルスのスパイクが結合する受容体（レセプター）は上咽頭に多いからです。

ちなみに、インフルエンザウイルスも鼻腔からの侵入が多いようです。ウイルスが粘膜細胞に侵入して増殖するまでの日数は、ライノウイルスやインフルエンザウイルスは1日前後と短く、新型コロナウイルスは4～5日間と長くかかります。ライノウイルスやインフルエンザウイルスの発症は早く、新型コロナウイルスの発症が遅いのはそのせいです。

MORI AIRで香り精油を空気中に拡散しておくと、鼻腔の粘膜や上咽頭の粘膜に存在する免疫細胞を活性化し、ウイルスの侵入を防いでくれます。

MORI AIRを寝室に設置して寝ていると、睡眠中も免疫細胞を活性化できますし、日中、リビングや職場のオフィスに設置しておくと、活動しながら免疫細胞を活性化できます。

ＭＯＲＩ ＡＩＲが身近にないときは、香り精油を30倍前後に希釈しスプレー容器に入れて使用してもいいでしょう。

第4章 ワクチンだけが新型コロナウイルス対策ではない

従来のワクチンの問題点

インフルエンザワクチンの予防接種は、インフルエンザに対する効果がきわめて不確実であることをご存知でしょうか。それどころか、接種することで免疫力が低下する懸念さえあるのです。ワクチンを接種したその夜に、アナフィラキシーショック、けいれん、呼吸困難、発熱、意識障害、弛緩性麻痺、死などさまざまな副作用を起こすケースも報告されています。

私自身は、中学1年から3年までの3年間（1963年〜1965年）、集団予防接種を学校で受けました。その後、現在までインフルエンザワクチンの予防接種を受けたことは

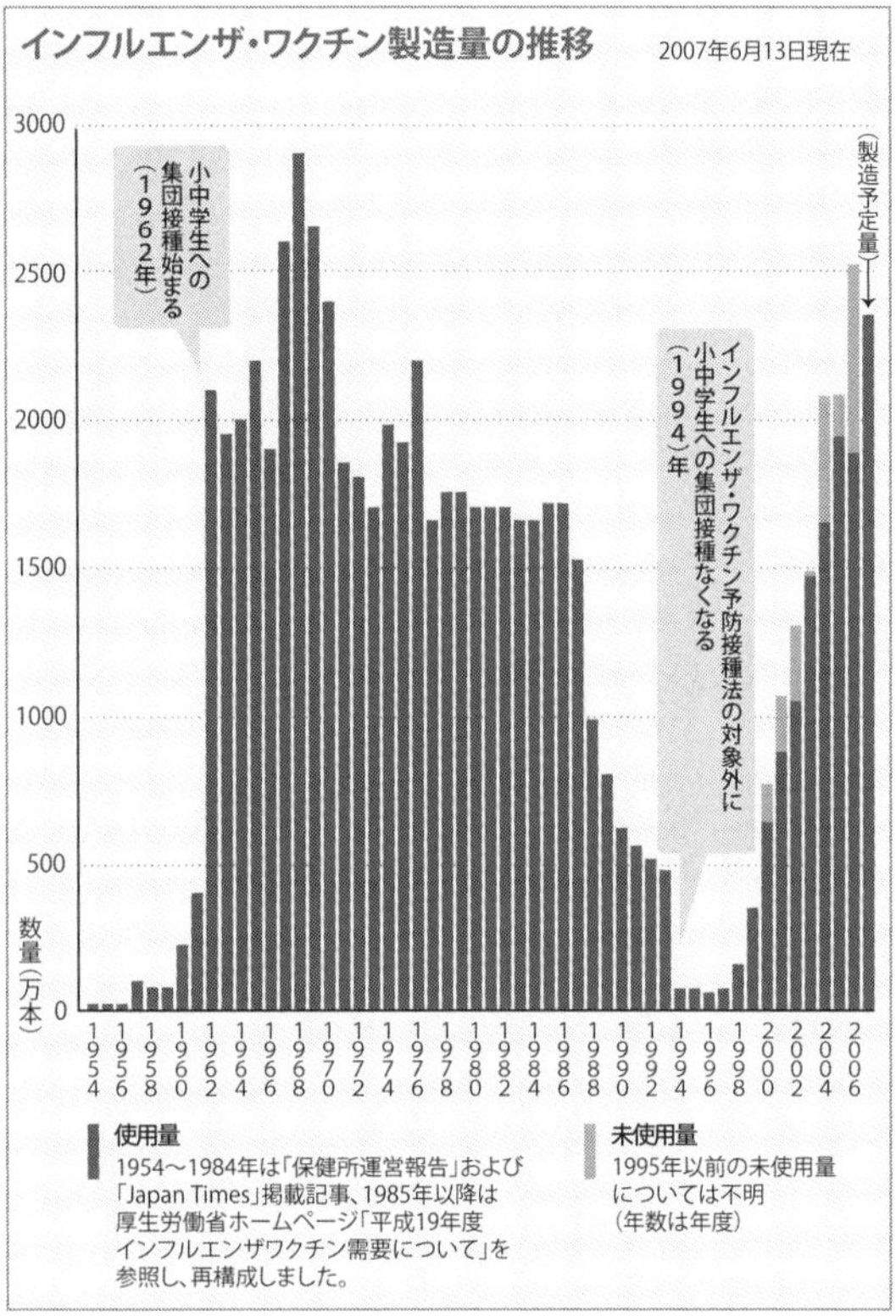

1954～1984年は「保健所運営報告」および「Japan Times」掲載記事、1985年以降は厚生労働省ホームページ「平成19年度インフルエンザワクチン需要について」を参照し、再構成しました。

1995年以前の未使用量については不明
（年数は年度）

まったくありませんが、インフルエンザにかかったことは一度もありません。

「インフルエンザワクチン製造量の推移」の表をご覧ください。１９６２年からスタートした小中学校での集団予防接種は１９９４年に突然、完全中止となっています。その後、数年経ったころから、お年寄りを対象に予防接種がスタートしました。なぜ、このようなことが起こったのでしょうか。

インフルエンザ予防接種の始まりは、在日駐在米軍のすすめでワクチンが製造されたことです。小中学校での集団予防接種は１９６２年から開始されました。その後20数年間続きましたが、ワクチン接種当日の夜、小中学生たちに異常事態が起こることが次第に明らかになり、医師たちの間でも疑問視する動きが生じました。

群馬県前橋市の医師会は、市をあげて実験を試みました。前橋市のすべての小中学生に５年間、インフルエンザ予防接種を中止してみたのです。そして、そのまま接種をし続けた高崎市や伊勢崎市など周辺市の小中学生と比較したデータを蓄積しました。その結果、インフルエンザを発症した小中学生の割合は、接種しなかった前橋市と接種した周辺市との間でまったく差がないことが判明しました。インフルエンザ予防接種には、まったく効果がないことが正式にデータで証明されたわけです。

そのうえ、「ショック、けいれん、呼吸困難、発熱、頭痛、意識障害、弛緩性麻痺などの異常行動や異常事態」といった症状は、接種を受けた市の子どもたちにはあっても、受けていない前橋市の小中学生には生じていないこともわかりました。

この実験結果を受けて、当時の文部省は１９９４年から全国の小中学校での集団予防接種を中止しました。つまり、インフルエンザワクチンの予防接種は日本から消えたのです。

ところが、その影響でワクチンを製造していた製薬会社や培養に使う卵を生産する大農家が相次ぎ倒産しました。このことが政治的圧力となり、再びインフルエンザワクチンの生産が開始されました。今度は接種するターゲットをお年寄りに変更し、65歳以上の高齢者を主な対象として、自治体をあげて推進するようになったのです。

敏感な子どもと違って、鈍感で代謝力の低いお年寄りなら、その夜に副作用が生じることはありませんが、毎年、予防接種をし続けると、インフルエンザワクチンが持つ副作用により免疫力が低下していき、かえってインフルエンザにかかりやすくなる可能性が高まります。

このことは、お年寄りの多くがインフルエンザ予防接種を毎年受けているにもかかわらず、後期高齢者のインフルエンザによる死亡数は減るどころか毎年数千人出ていることを見てもわかります。

では、インフルエンザワクチンを接種すると、どのように免疫力が低下するのでしょうか。

それにはまず、ワクチンについて知らなければなりません。広辞苑でワクチンの定義を調べると、「各種の感染症の弱毒菌・死菌または無毒化した毒素を『抗原』として生体に接種して抗体を生じさせる」ものとあります。つまり、弱らせた病原菌や死んだ菌などを注射して、あらかじめ体内に抗体をつくらせておくという発想で製造されたものがワクチンなのです。

このワクチンを接種して抗体をつくっておけば、感染症が流行しても、その抗体の働きで発症しないだろうと考えたわけです。しかし、ワクチンによってつくられた免疫は、あくまで人工的なものにすぎませんし、弱いものです。人間自身が持っている強い免疫力や自然治癒力とは異なります。

ワクチンの医薬品添付文書には「劇薬」の部類に入ると明記されています。なんとワクチンは100種類近い有毒物の混合エキスなのです。ワクチンのなかでも生ワクチンは、毒性を弱めた細菌やウイルスが生きている状態で入っているため、菌が繁殖したり、腐敗したりする可能性があります。死菌の一部が入っている他のワクチンでも同じような可能性があります。それを防ぐために、ワクチンには「防腐剤」「殺菌剤」「増強剤」「動物由来成分」などの成分が秘密裏に混入されています。

とくにもっとも副作用の危険性(脳毒性・神経毒性など)が高いのが有機水銀(チメロサール)と水酸化アルミニウムです。生ワクチンは、そのままではすぐに菌が繁殖し腐ってしまいます。それを防ぐために、有機水銀=チメロサール(水銀化合物・エチル水銀チ

ワクチンの副作用の表示

①ショック、薬物アレルギー、じんましん、呼吸困難
②発熱、頭痛、けいれん、運動障害、意識障害
③弛緩性麻痺……手足の先から麻痺
④肝機能障害
⑤ぜんそく
⑥血小板減少
⑦アレルギー反応
⑧脳炎、脳症

オサリチル酸ナトリウム）と水酸化アルミニウムが入っています。敏感な小さい子どもの脳や神経系ほどその毒性の被害を受けやすいため、さまざまな異常行動や異常事態が起こってきます。

生ワクチンには、防腐剤としてホルマリンも入っていることがあります。ですから、記載されているワクチンの副作用の表示には、表にあるような毒物反応を示す言葉が並んでいます。

インフルエンザワクチンを接種すればするほど、かえって本来の免疫力が低下し、インフルエンザにかかりやすくなるのは、含まれている毒物が原因です。インフルエンザワクチンによる後期高齢者の死者数は年間3000人から1万人といわれていますが、それ以上に危険なワクチンが10代の女性に接種する「子宮頸がんワクチン」です。

このワクチンは、女性が10代に予防接種すれば、将来、性交渉で子宮頸（子宮の入口）

にウイルス「HPV」が感染するのを予防できるといわれています。2009年に英国製薬会社グラクソ・スミスクライン株式会社が日本国内での製造販売権を取得し、日本政府が公費助成をして大々的に普及を推進しました。その後さらに、米国と独国の子宮頸がんワクチンも加わりました。

それに対して、全国の良識ある医師たちから「子宮頸がんワクチン」の危険性や無効果性を訴える反対意見が出ましたが、日本政府は無視して2013年4月、定期予防接種を決定し本格的にスタートさせました。

ところが、接種当日から重大な副反応が接種者に出はじめ、全国に多発するようになりました。副反応の症状は「認知機能低下、関節痛、筋痛、頭痛、倦怠感、睡眠障害、しびれ、不随意運動、筋力低下、けいれん、脱力運動障害、歩行障害…」などで、それまで元気だった少女に突然現われます。未だに社会復帰できていないケースも多く見られます。

2017年2月から被害者たちによる集団訴訟が国と製薬会社に対して起こされていますが、国は未だにワクチンとの因果関係を認めていません。ただし、それまでのように積極的な推奨はしなくなりました。

多くの少女たちに神経系の副反応が生じた最大の原因は、子宮頸がんワクチンに殺菌剤として含まれる有機水銀（チメロサール）や水酸化アルミニウムによる神経毒と、防腐剤として含まれるホルマリンによる神経毒だと考えられます。

私は長年、実践脳科学をベースに子どもたちの学習指導や、さまざまな年代の能力開発に取り組んできました。そこで発見した事実は、各種の発達障害や学習障害（ＬＤ）、自閉症、注意欠陥多動性障害（ＡＤＨＤ）、広汎性発達障害（ＰＤＤ）、精神発達遅滞、コミュニケーション障害、アスペルガー症候群などが急激に増えていることです。それにはさまざまな原因が考えられるでしょうが、なかでも重大な原因の一つとして、ワクチン接種による脳発達障害が考えられます。

とくに０歳児に接種するワクチンは10種類以上です。それらのなかには、神経毒性や脳毒性のあるチメロサール（有機水銀）、水酸化アルミニウムが殺菌剤として混入されていることがあります。

水銀がもたらす神経障害は、水俣病を見てもハッキリわかります。また、ベートーヴェンがアルミ鍋で沸騰した熱湯でコーヒーを焙煎し、毎日何杯も飲んでいたことで脳神経を侵されていたことでも、その害毒性はよく知られています。

０歳児ワクチン接種がわが国でスタートして以来、それに並行するように子どもたちの各種発達障害や学習障害はどんどん増加し、今や1割を超えています。米国では、これらの症状がなんと2割の子どもたちに見られるといわれています。日本の0歳児ワクチン接種回数は12回ですが、米国では26回です。ワクチン接種回数に比例して発達障害者の数が増えていると考えてもおかしくはないでしょう。

このことを知っている米国や英国などの巨大製薬会社（メジャー）の幹部たちは、本人も家族も絶対に接種しないようです。ところが、世界でもっともお人好しの日本人は、赤ちゃんから高齢者まで国を上げて何の疑いもなく接種しています。一部の政治家や官僚、学者はわかっていても少数派で、大部分の国民は真相を知らないのが現実です。

考えてみてください。1割もの子どもたちに発達障害や学習障害が現われている事実と、そのことにワクチン接種が関係している可能性があるのに、なぜ直視しようとしないのでしょうか。

そもそも、戦前や終戦直後の環境衛生が悪く、感染症の抗原が存在していた時代ならともかく、現代の日本には感染症をもたらす抗原はほとんど存在していません。定期予防接種の四種混合ワクチン［ジフテリア、百日せき、破傷風、ポリオ（小児麻痺）］や二種混合ワクチン［麻疹（はしか）、風疹（三日はしか）］、ヒブワクチン（インフルエンザB型）、小児用肺炎球菌ワクチンは、どれも現代の日本や欧米先進国には必要ないはずです。

ジフテリアは１９８０年代から年間０〜１人の珍しい病気となっています。

ポリオ（小児麻痺）は１９８０年以降、日本での発症は０です。麻疹（はしか）と風疹（三日はしか）は自然感染で免疫がつくられますから、現在の日本ではほとんど発症はありません。

それにもかかわらず、現在の日本では未だに不要なワクチンの接種が続いています。それどころか、１割もの子どもたちに発達障害や学習障害が認められ、それを一生涯背負って生きることになりかねない状況になっています。これは明らかに深刻な人権侵害です。

突然、出現した遺伝子ワクチンの危険性

ここまで述べたワクチンの危険性について理解する人は、さすがに随分増えてきました。

ところが、私たちの前に、新たなワクチンが出現しています。それが新型コロナウイルスワクチンです。しかも、このワクチンは、これまでのワクチンとまったく性質の異なる「遺伝子ワクチン」です。

すでに日本政府が導入している米国のファイザー社とモデルナ社、英国のアストラゼネカ社などの新型コロナウイルスワクチンは、従来のワクチンとはまったく開発のプロセスが異なりますし、開発から認可に至る時間も違います。

従来のワクチンは開発から動物実験や人間の治験などのプロセスを踏み、有用性と副作用が検証されるまでに最低でも5〜6年以上かかっていました。ところが、今回の新型コロナウイルスワクチンは、人類史上初のまったく新しい試みの「遺伝子ワクチン」であるだけでなく、認証されるまでの期間がわずか1年前後ときわめて短いのです。数年にわたる動物実験や人間治験もなく、注射直後の副反応がわずかだからということで認可されています。

最大の理由は、感染拡大が続くなかで数年も検証期間をかけてはいられないため緊急性を優先したことにあります。そのために、数年後、数十年後に起こる危険性については未確認のまま接種をスタートさせてしまいました。

今回の遺伝子ワクチンは、新型コロナウイルスが持つ遺伝子（ｍＲＮＡ　メッセンジャーＲＮＡ）を人間の筋肉細胞に直接入れて筋肉細胞内でウイルスタンパク質をつくります。それによって、新型コロナウイルスに対する免疫系が形成されるという考え方に基づいています。それは、人間の一部をコロナ化させるともいえますから、一種の遺伝子組み換えの人体実験をするようなものです。

その結果、数年後にどのような影響が及ぶかは確認されていませんし、若い女性が接種した場合、生まれてくる赤ちゃんにどのような遺伝子レベルの影響が出るのかもまったく不明です。

従来のワクチンと異なる製造方法

従来のワクチンの製造法は、ニワトリの卵を使った培養法です。ニワトリの卵にウイルスを入れて卵の中で培養し、ウイルスの数を増やします。次に、培養したウイルスはそのままでは毒性が強いため、弱毒化して生ワクチンとして使う場合と、ウイルスを死滅させ不活性化して不活性ワクチンとして使う場合があります。

これが鶏卵法と呼ばれるワクチンの製法で、出来上がったワクチンを人間に注射すると、人間の体内では免疫細胞のB細胞がウイルスをやっつける抗体をつくります。

ただ、このワクチンには雑菌が繁殖したり、腐敗したりするリスクがあるため、有機水銀（チメロサール）や水酸化アルミニウムなどの殺菌剤やホルマリンなどの防腐剤がワクチンに混入しています。これらがワクチン接種直後に生じるアナフィラキシーショックをはじめ、さまざまな副反応を招いたり、脳障害による各種の発達障害や学習障害を引き起こしたりする原因となる可能性があることは先に述べたとおりです。

一方、まったく新しく登場した遺伝子ワクチンには、こうした殺菌剤や防腐剤は入っていないようです。その代わりに、マイナス70度やマイナス20度など超低温での冷凍保存が必要であり、解凍後は即注射しなければなりません。これだけならば、従来のワクチンの持つ副反応や脳毒としての被害はないように思えますが、遺伝子ワクチンはまったく別のところにとんでもない危険性を孕んでいます。

たとえば、米国ファイザー社のメッセンジャーRNAワクチン（mRNAワクチン）は、新型コロナウイルスの周囲に出ているトゲトゲのスパイクタンパク質の設計図となるmRNAを精製して抽出し、特殊な粒子で包んでワクチンにします。そして、これを人間の肩腕の筋肉細胞に深く直角に接種（注射）します。筋肉細胞内でメッセンジャーRNAが新型コロナウイルスと同じスパイクタンパク質（抗原）を増やすと、体内の免疫細胞がこれを見つけて抗体をつくるという仮説で開発されました。

従来の鶏卵法だとウイルスを培養するのに期間が6~8カ月必要でしたが、遺伝子ワクチンの場合は、人体内で6~8週間と短期間にスパイクタンパク質（抗原）を増やすことができますから、免疫細胞が抗体をつくるのも早くなります。

つまり、遺伝子ワクチンのシステムは、人体の筋肉細胞内で増やした抗原（病原体）を、人体内の免疫細胞が見つけて抗体をつくるという理論に基づいています。これは一つの説としては理解できますが、問題点はないのでしょうか。じつは、この理論は、まだ検証されていないいくつもの問題点を孕んでいます。

米国ウイスコンシン医科大学名誉教授の高橋徳医学博士や、私の知り合いの多くの医学博士たちは次の問題点を指摘しています。

第一に、人間自身の筋肉細胞の中で培養した新型コロナウイルスのタンパク質を、果たして免疫細胞（白血球）が異物（敵）だと判断できるかどうか、まだ十分に検証されていません。もし、免疫細胞が抗原として認識できなければ、当然、抗体はできません。普通に考えるなら、自分でつくったものを自分で否定することは、自己否定するのと同じです。

第二に、もっと大きな危険性を孕んだ問題があります。それは、人体細胞内へ、人間が持っていない新型コロナウイルスの遺伝子を注入することです。これは、一種の遺伝子組み換えです。米国では、トウモロコシや大豆などの野菜で遺伝子組み換えが行なわれ、大量生産されていますが、安全性は未だ証明されてはいません。そのため、遺伝子組み換え食品を危険視する動きがあります。

たとえば、除草剤のラウンドアップを撒布しても枯れないキングコーンという遺伝子組み換えトウモロコシが栽培されています。収穫量は既存のトウモロコシの数倍で、牛や家畜のエサになっています。日本でも家畜のエサとして使われていますし、サラダ油をはじめ、さまざまな食品にこのキングコーンのコーン油が入っていることがあります。ところが、ヨーロッパでは遺伝子組み換え食品はいっさい輸入禁止になっています。食べた場合の長期的な影響が判明していないからです。

米国では、日本人が知らないところで、とんでもない遺伝子組み換え家畜がつくられ、食用化されています。たとえば、遺伝子組み換えした4本足、6本足、8本足のニワトリが生産され、缶詰めとして日本でも販売されています。

遺伝子組み換えで数倍に巨大化したサーモンも食用化されています。加工され缶詰になっているため遺伝子組み換えとは記されていません。知らぬは世界一お人好しの日本人だけです。

こんな遺伝子組み換え食品の実態を知れば、誰でもまずいと認識するでしょうが、今回の遺伝子ワクチン接種にも同じ要素があるのです。人類が初めて経験する人間の遺伝子組み換えといえなくもないのです。

これは、接種当日とか翌日に起こる副反応レベルの問題ではありません。数年以上かけて検証するべきです。1~2年の動物実験と、人間についても数年に及ぶ経過観察を行なって安全性を確認し、さらにもっとも危惧される、生まれてくる赤ちゃんへの影響を確認した上で判断すべきなのです。それなのに、ひたすら緊急事態ということを錦の御旗にして、動物実験も人間治験もわずかしか行なわず、いきなり実用化してしまいました。

日本でも、すでに接種がかなり進んできていますが、その一方で、当面の副反応だけ見ても、見逃せない事象が次々と起こっています。

これはセミナー参加者の医療従事者の報告でわかったことですが、福岡県立の八女総合病院の26歳の看護師（女性）が3月19日にワクチン接種を受け、4日目の23日に、くも膜下出血と脳出血で朝食中に突然口から泡を吹いて亡くなられています。類似の例が全国で増えていることはすでに公表されている情報からもわかります。

今回の米国ファイザー社のｍＲＮＡワクチンの接種は、わが国では2月より全国の医療従事者からスタートしました。その後、高齢者接種も進んでいますが、多くの人々が心配する副反応も徐々に判明してきています。

5月22日時点でのデータでは、1回の接種で37・5度以上の発熱などの副反応があった割合は3・3％で、2回目の接種で38・4％に発熱があったと発表されています。この発熱率の高さはかなり気がかりです。その後、特に若い医療従事者ほど発熱や倦怠感が強いことが分かってきました。20代、30代の若者の80％以上が倦怠感を感じ、仕事を休むため、病院では半数ずつのローテーションで摂取するようになりました。

事実、職員の半数がワクチン接種の翌日、身体の異常で職場を欠勤したという報告が全国のセミナー参加者から入ってきています。テレビやマスメディアでも、1回目よりも2回目接種後の副反応率が高いことは報道されていますが、これほどの実態は伝えていません。従来のインフルエンザワクチンの副反応からすれば、異常なほどの高い割合です。

このことについて、あるテレビ番組に登場した医師は「1回目に接種したときは、免疫細胞（B細胞）が抗体をつくり、2回目の接種後は体内の免疫細胞がmRNAのつくった抗原タンパク質と本格的に闘っているため、発熱しているんでしょう。抗体をつくっている証拠だと思われます」と、苦し紛れに解説していました。

1回目の接種である程度抗体が出来ていれば、2回目の接種では1回目より副反応は少なくなるのではないでしょうか。免疫細胞が抗体をつくることとは別の原因があると思われます。

こうした発熱やアナフィラキシーショックなどの副反応が起こること以上に、今回の遺伝子ワクチンが危険なのは多くの死者が出ていることです。4月30日に厚生労働省が公表した報告では、医療従事者のワクチン接種後の死亡者は2カ月半で19件でした。そのうち、接種後3日以内に亡くなった人は女性10人、男性9人です。しかも、基礎疾患のない20代、30代、40代の若い人まで亡くなっています。その一人が接種後4日目にくも膜下出血と脳出血で亡くなった福岡県立八女総合病院の26歳の女性看護師です。37歳の男性が3日後に心肺停止で、46歳の男性が接種翌日に大動脈解離で急死したという報告もあります。

1週間後の5月7日の厚生労働省の発表では、それまでの3カ月弱で39名が接種後に亡くなり、わずか1週間で医療従事者の死亡者は20名も増加していました。ただし、厚生労働省は死亡とワクチン接種との関連性については一部検証中としていました。しかし、基礎疾患もなく、元気だった若い医療従事者が接種後にこれほど多く突然亡くなっている事実とワクチン接種が関係ないと言い切ることは無理でしょう。このことは『週刊現代』にも詳しく掲載されています。

　ワクチン接種翌日に大動脈解離で突然急死した北海道の旭川赤十字病院の事務職員は、46歳の元気な男性でした。ところが接種した翌朝に背中が痛くなり、昼食後突然意識を失い救急車で勤務先の旭川赤十字病院へ搬送されました。残念ながら、到着したときにはすでに心肺停止状態で、夕方に亡くなりました。死因は急性の大動脈解離でした。

　大動脈解離とは大動脈が裂ける症状です。一般に70歳以上の高齢者や、中年でも動脈硬化や高血圧などの基礎疾患がある場合に生じることがほとんどで、この46歳の男性の世代にはほとんど見られないケースです。

　先ほど述べた福岡県立八女総合病院の26歳の女性看護師は、ワクチン接種後に血栓ができて死亡したというニュースを見て「自分は怖いから打ちたくない」と同僚に話していたそうです。しかし看護師という職業柄と、コロナ病棟で2カ月間働いていたため、断り切れず接種しました。病院から勤務時間になっても来ないと知らせを受けたご両親がアパートへ駆けつけたところ、すでに亡くなっておられたといいます。

　すぐに警察と救急車が駆けつけて勤務先の県立八女総合病院へ搬送され、CTスキャンをしたところ、くも膜下出血と脳出血が死亡原因と判明しました。一般に、くも膜下出血と脳出血の発症は女性では60～70歳代に多く、高血圧や頭痛もなく、ましてや脳の血管性疾患もない26歳の若い元気な女性が発症することは到底考えられません。

厚生労働省の発表で亡くなったとされる39名の方たち（令和3年5月7日時点）のうち、脳出血やくも膜下出血で亡くなったのは8名で、大動脈解離が2名、心筋梗塞が4名、脳梗塞が1名、肺血栓塞栓病が1名となっています。血管性疾患で亡くなった方が多いのが特徴です。

私が本書の原稿執筆中に来社された会員の方から、基礎疾患のない元気な知り合いの81歳のおじいさんが、ワクチン接種3日後に、畑仕事をしていて突然、脳内出血で亡くなったという報告が入りました。医師からは、ワクチン接種後3日経っているのでワクチンとの関係性はわからないと言われ、家族はあきらめたそうです。また大阪のセミナー参加者の知り合いの70代の男性は摂取当日夜、亡くなったと報告がありました。このような事例は厚生労働省の発表には含まれていないでしょうし、そうした事例まで含めれば、実際にはワクチン接種による死亡例は相当多くありそうです。

今、私の元へ上がる報告は新型コロナウイルス感染で亡くなる人よりも、ファイザー社のｍＲＮＡワクチン接種で亡くなる人の数の方が多い状態です。

ワクチン接種だけが新型コロナウイルス対策ではない

『週刊現代』に、複数のコロナワクチンの治験に関わっているニューヨーク大学医学部臨床医のバーヴィ・バリーク氏が語った次のような報告が掲載されていました。

「一般的なインフルエンザワクチンでは、接種回数100万回当たりで約0・08人の死亡者が出たというデータがあります。一方、今回の日本での新型コロナ遺伝子ワクチン接種は、5月7日時点で約440万回が全国で行なわれ、39件の死亡例が確認されています。100万回接種当たりの死者数は約8・9人と、インフルエンザワクチンの110倍という驚くべき数字になっています。もちろん、39件すべてにワクチンとの因果関係があるかは不明です。しかし、決して無視していい数字ではありません」

その後の厚生労働省のホームページでの発表では、5月26日の死亡者数は85名となっており、毎日数名ずつ増加しています。しかも、亡くなった方たちにもっとも共通しているのは、血管性疾患で突然亡くなっていることです。

さらにその後の6月4日の時点での死亡者は196名と、厚労省のホームページで報告されています。高齢者のワクチン接種の加速化によって、1日辺り10名前後の死者が出ています。英国のアストラゼネカ社製遺伝子ワクチンのわが国への導入が遅れたのも、血栓が副反応として発症することをメーカー側が発表していたからです。血栓が出来る主な原因は、好中球などの顆粒球である免疫細胞が大量に出動し、抗原と闘ううちに暴走することで生じるサイトカインストームであると考えられます。

ＰａｒｔⅠで述べたように、新型コロナウイルスのスパイクタンパク質（トゲトゲ）が結合するレセプター（受容体）を有する人体細胞は、扁桃リンパ組織や小腸、そして血管の3カ所に多く存在します。ところが基礎疾患などがあって、この3カ所の免疫システムの機能が低下していると、そこから新型コロナウイルスは侵入してくると考えられます。

遺伝子ワクチンによって新型コロナウイルスのスパイクタインパク質がつくられる場合も同じです。このタンパク質が血管細胞の受容体（レセプター）に集合し結合することで、血栓を形成したり、循環器系に障害を起こしたりしている可能性があります。

つまり、たとえ健康な人や若い人であっても、遺伝子ワクチンによって体内でつくられるスパイクタンパク質が多すぎると、それを抑えようとする免疫細胞が暴走して大量の血栓を発生させるサイトカインストームが起きているのではないかと思われます。

基礎疾患を持つ人が新型コロナウイルスに感染した場合、10日から2週間後に重症化や死亡のリスクが高まりますが、ワクチン接種の場合は当日夜から数日で突然血管が破裂して突然死するケースが多く見られます。ところが基礎疾患がない場合や、若い元気な人であっても、同じようなことが起こるところに遺伝子ワクチンの危険性があることを見逃してはいけません。

私が本書の原稿を執筆中の5月末に、驚くべき方針が政府から打ち出されました。それは遺伝子ワクチン接種の年齢を12歳まで引き下げるという方針です。政府はインフルエンザワクチンの小中学生集団接種被害の教訓を忘れてしまったのでしょうか。それからまだ20数年しか経っていないのに、そのときの110倍もの死亡者を出す可能性のある遺伝子ワクチンを子どもたちに接種したら、いったい何が起こるでしょうか。

インフルエンザワクチンの場合は、接種当日夜にアナフィラキシーショックや意識障害が起こり、飛び降り自殺する中学生までいました。子宮頸がんワクチン接種では数百人もの女子中学生の犠牲者が出ました。それらのワクチンは鶏卵法で製造されたワクチンでしたが、それをはるかに越える危険性を孕む遺伝子ワクチンを子どもたちにまで接種することが今はじまろうとしています。

最後に、私が遺伝子ワクチンの危険性を警鐘するいちばんの理由は、このパートですでに述べた私の魂の記憶にあります。数千万年前の宇宙的パンデミックのとき、一つの惑星文明では、遺伝子工学の発達が未熟にもかかわらず、その惑星の利権を握る一部の支配者たちが金儲けのために遺伝子ワクチンを作り、多大な犠牲を大衆に背負わせたことがありました。また、別の惑星では、科学者のモラルが低く、人間に動物の遺伝子を入れる実験をしたところ、誕生した子どもは半獣半人になってしまいました。

今回の新型コロナウイルスの毒性レベルは季節型インフルエンザ程度であり、100年前のスペイン風邪のような強い毒性を持つインフルエンザA型ではありません。もっと慎重にワクチン開発をすべきであり、いきなり大衆を使って人体実験をするようなことは避けるべきです。

あくまで、人間が本来持つ免疫力を精神面と肉体面の両面で強化することが基本です。新型コロナウイルスは、私たち人類にそのことを気づかせるために宇宙の意志に従って出現していることに気づくことこそ、もっとも優先すべき新型コロナウイルス対策なのです。人類がそこに気づくまでは、新型コロナウイルスは変異を続けるでしょうし、新たなウイルスが発生し続けることになると思います。

エピローグ　新型コロナウイルスが問いかけていること

新型コロナ遺伝子ワクチン（mRNAワクチン）による全国の職域接種もはじまりました。

ところが、遺伝子ワクチン接種による死亡者はますます増加しています。6月23日時点の厚生労働省のホームページでは、死亡者336人。6月4日時点での196人から、わずか19日間に新たに140人の死亡者が出たわけです。さらに9日後の7月2日時点で死亡者は536人と発表されています。なんと、わずか9日間でワクチン接種後200人の死亡者が出ました。1日当たり平均の死亡者数は22人です。

一方、新型コロナウイルス感染による死亡者は、7月1日から7月7日までの7日間で109人でした。1日当たり平均の死亡者数は15人です。この期間を見るかぎり、新型コロナウイルス感染者が重症化して死亡する人数より、ファイザー社の遺伝子ワクチン接種による死亡者のほうが、毎日多いという事態になってしまっています。

しかも、これは現場の医療機関から厚労省へ上がっているだけの死亡者数であって、上がっていない死亡者数はその何倍もある可能性が高いのです。少なくても千人をすでに越えているでしょう。この実態は新型コロナ感染よりも新型コロナ遺伝子ワクチン接種のほうがはるかに危険といえます。

死亡者数だけの問題ではありません。厚労省の発表では、6月4日の段階での副反応による心筋梗塞などの重篤患者数が1260人だったと報告されています。遺伝子ワクチン接種による死亡の割合が10万人に1人、重篤な副反応は1万人に1人出たことになります。

この問題は、テレビでも徐々に取り上げられるようになりましたし、この遺伝子ワクチンの危険性を訴える心ある医師たちも増加し、立ち上がりはじめました。ところが、発信する情報はWeb上から次々と削除されています。

厚労省は、いまだに「ワクチン接種との因果関係は評価できない」としています。ワクチンを接種しなければ、出なかったはずの死亡者がこれほど多く出ていること自体、因果関係がないとは誰が考えても言えるものではありません。

遺伝子ワクチン接種による死亡者には共通点がいくつもあります。直接の死因にもっとも多いのが脳出血やくも膜下出血、心筋梗塞や胸部大動脈解離、つまり脳と心臓の血管の破裂です。新型コロナウイルスに感染した人の中で基礎疾患のある人が、10日〜2週間後に脳と心臓の血管が破裂して同じように亡くなっています。

ところが、遺伝子ワクチン接種では基礎疾患のない健康な人や20代、30代、40代といった若い人までもが亡くなっています。しかも、接種した夜から数日の間に突然倒れて亡くなっています。若い人や健康な人には、新型コロナウイルスで死ぬことはないが、遺伝子ワクチンでは死ぬという、医療ではあってはならないことが現実に起きています。政府はなぜこの現実を見て見ぬふりをするのでしょうか。

心臓や脳の血管破裂の次に多いのが、肺や気管の疾患がある人が急激に悪化して亡くなるケースです。同じ疾患にかかっている人が、新型コロナウイルスに感染しても同様に亡くなりますが、すぐにではなくて10日～2週間後です。

新型コロナ遺伝子ワクチンは、新型コロナウイルス感染よりも急激なスピードで重症化や死をもたらし、若い人や健康な人まで犠牲となります。もうこれは、遺伝子ワクチンによる人災としか言いようがありません。

7月2日時点で厚労省が発表したワクチン接種後の死亡者数は536人ですが、これはあくまで現場の医療機関から報告が上がっている数であって、実際にはその数倍の死亡者がいることも考えられます。特に基礎疾患のある人や高齢者の場合、家族や病院もワクチン接種が原因で亡くなったのかどうかわからないとして、報告を上げないケースが多いからです。

あるいは、ワクチン接種が原因で亡くなったと考えてしまうと、くやしくてくやしくて打たなければ良かったと、後悔の念に耐えられず、逆にワクチンのせいとは思わないようにしているケースも多いのかもしれません。

高齢者や基礎疾患がある人は、遅かれ早かれ亡くなります。ただ、遺伝子ワクチン接種で、ただその時期が早まっただけと身内はあきらめられます。ところが問題は若い人や健康な人の場合です。特に私がもっとも危惧するのは、12歳以上の中学生や高校生などの子供たちへの接種です。子どもたちへの遺伝子ワクチン接種はどんな影響を与えるでしょうか。

ＰａｒｔⅢで紹介したオーリングテストや柔軟テストを私の主催するセミナー参加者の中学生や高校生とその親に行ないました。すると、親たちは全員、新型コロナウイルスの写真の入った封筒を左手に持ったテストで身体が柔らかく、パワーがアップしました。もちろん中味が何かは知らせていません。

次に中学生や高校生も同様に行なったところ、なんと子どもたち全員が親よりもはるかに身体が柔らかくなり、パワーもアップしました。封筒の中味を見て「エーッ」とビックリでした。新型コロナウイルスが身体に与える良いエネルギーと情報は、人間の進化につながりますが、それは子どもほど顕著であると考えられます。

もう一つ別の封筒でテストしました。封筒に「米国ファイザー社ｍＲＮＡワクチン」と書いた用紙を入れた封筒を左手で持って実験しました。もちろん、中味が何かは伝えていません。親たちは柔軟性もパワーも変化しないか、柔軟性とパワーが低下するかのどちらかでした。もちろん柔軟になった人やパワーアップした人は一人もいませんでした。

ところが、中学生と高校生はなんと全員、身体が極端に硬くなり、パワーがダウンしてしまいました。封筒を開けてみて全員ビックリ！　中味はなんと「ファイザー社ｍＲＮＡワクチン」と記してあったからです。「やっぱり！」と声を上げる親たちも半数近くいました。大阪も東京も名古屋もどこの親子セミナーでの実験でも、結果は同じでした。

つまり、中学生や高校生などの子どもたちにとって遺伝子ワクチンがいかに有害で危険なものであるかを身体は知っているのだと思われます。セミナーに参加した小学生は中学生よりもっと身体がガチガチ硬くなってしまいました。

全国の心ある医師、ワクチンやウイルス研究の専門家から子どもたちへの遺伝子ワクチン接種の危険性を危惧する声や、父兄保護者からの訴えが増えています。ついに政府は子どもたちの接種には保護者の同意が必要であり、あくまで接種の可否は自由であると発表しました。

そして、接種していない子へのイヤガラセやいじめ、差別がないように、一人ひとりのプライバシーを守る方針を打ち出しました。それでもまだ判断能力のない中高生たちの多くが周囲の勧めで接種することでしょう。間違いなく多くの子どもたちに犠牲者が出るでしょう。子どもたちは免疫力が強いかわりに、とても鋭感です。人間に本来ない、まったく異質の下等な遺伝子情報が肩の筋肉細胞へダイレクトに打ち込まれれば、特に鋭感な子どもほど相当な拒否反応を示し、副反応が大人の何倍も何十倍も出ることでしょう。

新型コロナウイルスのタンパク質の遺伝子が人間に同化していったとき、次の世代にどんな人間が生まれてくるのでしょうか。わが子や子孫が犠牲になって初めて親の無知が、否が応でも思い知らされることになります。

6月27日の東京セミナー参加者13人も、同じ柔軟テストを行ないました。全員が新型コロナウイルスの写真封筒で柔軟になりました。「ファイザー社mRNAワクチン」には全員が硬くなりました。

そのなかの二人に顕著な現象がみられました。一人の女性は「ファイザー社ｍＲＮＡワクチン」の封筒を左手に持った瞬間に、身体が硬直してしまい動かなくなりました。もう一人の女性は左腕が突然しびれて動かなくなりました。二人とも「キャーッ」と叫んだものだから参加者全員驚いたことはいうまでもありません。

大阪のセミナーでも名古屋のセミナーでも同じような現象が身体に起きた女性がいました。皆さん、30代、40代、50代の主婦です。彼女たちは「人間の本質は魂なんだ！」という魂意識に覚醒していて、幼な子のように純真な心の持ち主で、食生活も徹底して有害物質を体内に溜め込まないようにしている方たちです。

実は本書のテーマからはずれるため、くわしくは触れませんでしたが、インフルエンザワクチンや10数種類の0歳児ワクチン、子宮頸ガンワクチンはじめ従来の鶏卵法培養ワクチンに殺菌剤として混入しているメチロサール（有機水銀）や水酸化アルミニウムなどの重金属は、脳細胞はじめ神経細胞に蓄積され、各種発達障害やアルツハイマー（認知症）など脳や神経系の発達や障害をもたらすだけではありません。

実践脳科学の観点からみたとき、人間が魂意識や宇宙意識（真我意識）に目覚め、魂や宇宙根源とつながるためには、脳の深層部に位置する松果体が進化することが秘訣です。ところが、その松果体の発達進化を閉ざすのが有機水銀や水酸化アルミニウムなのです。

つまり、人類の魂意識や宇宙意識へつながる霊的進化を止めるのが従来のワクチンなのだともいえるのです。そのうえ、海外の巨大製薬会社（メジャー）は、ワクチン製造が年間数兆円、数十兆円売り上げの大変な儲け頭になっています。

新型インフルエンザウイルスについては、免疫力が強い人は本来、感染しません。余程、免疫力が低下していないかぎり、一般的には感染しても人間が持つ獲得免疫力によって強い抗体ができてしまい、次からはその抗体によって感染しません。

実際のところ、インフルエンザワクチンはまったく効果がないのが現実です。もし抗体が出来ても、その抗体の力は弱いものです。ですから毎年ワクチン接種しましょうということになり、製薬メーカーの最優良顧客となっています。ところが毎年接種することで、かえって免疫力は低下し、インフルエンザにかかりやすくなるだけでなく、脳や神経細胞に障害がもたらされていく危険性が高いのです。

おそらく同様な論理で新型コロナ遺伝子ワクチンも来年から毎年接種をうながしてゆくことになるでしょう。

今回の新型コロナ遺伝子ワクチンが従来のワクチンよりもっと恐ろしいのは、人間の筋肉細胞の中へ直接打ち込むことです。人間が持っていない新型コロナウイルスのスパイクタンパク質（トゲ）の遺伝子を人間の細胞に入れ、細胞内で増殖させます。つまり、人間がコロナウイルスの遺伝子と同化し、人間の神聖な遺伝子が変化する可能性があります。人間が人間でなくなり、コロナ人間（トゲ人間）になるかもしれません。

そもそも、人間の遺伝子は宇宙レベルで進化した崇高な大宇宙の英智の結晶です。そんな人間に下等な生命体の遺伝子を組み込んだら、人間の宇宙的進化は止まるどころか逆に退行します。人間が人間でなくなります。一種の人間のゾンビ化のはじまりと言っても過言ではないでしょう。

これは私の実践脳科学による遺伝子工学からの視点です。神聖な大宇宙の英智を冒瀆した闇世界の人類遺伝子組み換え大実験です。

新型コロナウイルス禍で、ますます不安と心配と怖れで心が重く暗く沈んでいく人々、逆に魂意識と宇宙意識に目覚め、愛と調和に基づいた生き方をし、心も身体も光輝き出す人々。まるで地球は闇の世界と光の世界という別々の世界（パラレルワールド）へ分かれていく様相を呈しています。今後この傾向は、ますます強くなってゆくことでしょう。

本書の執筆にあたり、監修に携わっていただいた医学博士の小島弘基先生、イラスト・デザインを担当していただいたキャッツイヤー代表の石崎未紀さん、社長自ら直接編集いただきましたコスモ21の山崎優社長に、心から感謝申し上げます。

私が直接担当する全国での10種類以上のテーマのセミナーも、ボーカリストのＳａｔｏｍｉさんが担当する丹田ボイストレーニング教室も、新型コロナウイルスの出現で回数も参加者も増え、そのうえ新たなセミナー開催依頼が全国から増加し、眠る時間もないほどに忙しい日々を過ごしています。

全国に心も身体も光輝く仲間が増えつつあることが何より喜びです。

２０２１年７月８日

松井和義

監修の言葉

ｍＲＮＡワクチンによって、人体の液性免疫系（獲得免疫系）の一部を利用した抗体が６〜９割の人に得られたとしても、問題が残ります。

ワクチンは感染しても軽く済むから接種すべき、という意見もあります。これはワクチン全体に言えることですが、接種して感染した場合は、症状の改善が遅れて体調不良の期間が長引くこともありますし、もし重症化したりした場合にはかえって治療が難しくなります。なぜなら、基礎的にいちばんに必要な細胞性免疫系（自然免疫系）の仕組みが反対に低下して遅延することが考えられるからです。

また、注視されているサイトカインストームや抗体依存性免疫増強（ＡＤＥ）は自然感染後でもワクチン接種後でも生じますが、抗体の獲得も含め自然感染と人工ワクチンのプロセスは異なります。生ワクチンは自然感染に近いですが、厳密には異なります。ゆえに臨床では前述のような事象が実際に起きます。ウイルスからもエクソソーム（メッセージ物質）が放出されていることが確認されており、体内で生じる免疫のプロセスもまだ全て解明されていません。ですから、現時点の現代医学ではさまざまな議論が続いています。

それは、かつて地球が平らであるという常識が丸いと変わったように、未来にはきっと笑い話になっているかもしれませんが。

私たちの心身はともに、未だ解らない絶妙・微妙の「妙」で出来ています。そこには元素や量子、エクソソーム、ソマッチッドなどの作用も関連していますが、最先端の医学研究でもようやく量子やエクソソームが注視されるようになりました。

私が医学部にいる頃に教授から、医学が目覚ましく発展しても根本的に変わらない事実があることを思い知りなさいと諭されました。それから30年が経ち、今度は私も同じことを言っています。変異するウイルスも、さまざまな癌も、自己免疫疾患も、難病類も、そのほとんどは今でも根本的原因が解らず、それなりの医療の進歩はありますが、目が覚めるような発見はとても少ないのが現実です。

生存率が5年伸び、治療後の生活の負荷を減らすことはできましたが、なぜか病人は減っておらず、サプリメントや薬に頼る人たちを含めるとむしろ健康状態は悪化しているようです。それは、自動車の進歩と似ています。たとえば、電気自動車を総合的に論じたら未だにエコではないように、新薬開発、疾患の早期発見、詳細な経過判断、ロボット手術などの進歩は生命に優しいとは言い難いでしょう。秀才思考には生命のしくみの「妙」に対する尊厳が不足していて、そのうえに医療技術が成り立っています。

未だ量子医療、エクソソーム医療（さらなる悪用ではなく本来の意味）さえ周知されておらず、地球は未だ平らであるという認識のままです。その量子医療、エクソソーム医療を超えるのが自然治癒力です。

とはいえ、現代医療、最先端医療を否定するものではありません。「摂理・氣・現象」のうち「現象」を扱っている秀才たちの英知の結集でもあります。進歩した乗り物や建物、衣服、環境と同様に利用できるツールです。ただ、副反応ができるだけ少なく済むようによく熟考して利用してください。

コロナ禍にあって、一人ひとりが、地球が平らではなく丸いことに目覚めたごとく真実を理解し、過去の誤りを承認しつつ新たな扉を開けられるか否かが問われています。私たちは今、その一大変換期にいます。

小島弘基

参考文献

『肺炎がいやならのどを鍛えなさい』西山耕一郎著　飛鳥新社
『免疫を高めて病気を治す口の体操「あいうべ」』今井一彰著　マキノ出版
『52歳で折返し120歳で現役 丹田発声・呼吸法で医者要らず』松井和義著　コスモ21
『脳を鍛える丹田音読法』松井和義著　コスモ21
『常識が変わる200歳長寿！ 若返り食生活』松井和義著　コスモ21
『誰でもできる感染症対策！ 樹齢千年「桧・ひば精油」で免疫力アップ』松井和義著　コスモ21
『本当はこわくない新型コロナウイルス』井上正康著　方丈社
『ワクチンSOS！』高橋徳・坂の上零著　ヒカルランド
『自律神経を整えたいなら上咽頭を鍛えなさい』堀田修著　世界文化社
『ヒトがいまあるのはウイルスのおかげ！ ウイルスの本当がわかる！』武村政春著　さくら舎

全国主要都市で開催しているセミナー（例）

東京・大阪・名古屋・福岡・広島・札幌・金沢、那覇

健康長寿・若返りシリーズ

①病気知らずの若返り食生活（8時間）

②ウイルス感染、ガン、生活習慣病におさらば「超免疫革命」（8時間）

③丹田強化若返り筋力トレーニング法（3時間）

④最強のウイルス感染症対策！ 樹齢千年木・森の香り精油で超免疫アップ（4時間）

⑤手作り酵素と健康食セミナー（8時間）

⑥200 歳長寿を実現する意識革命と超極小生命体ソマチッドセミナー（8時間）

⑦丹田発声・呼吸法がもたらす声と身体の若返りと生活習慣病対策（8時間）

⑧Satomi 式丹田ボイストレーニング教室（8時間）

右脳学習＆潜在能力開発シリーズ

①中学・高校・大学受験対策親子セミナー（4時間 30 分）

②大人のミミテック能力開発法セミナー（8時間）

③10 倍速くマスターできるミミテック英語学習法（3時間）

④究極の真我実現＆潜在能力開発法セミナー（8時間）

★詳しくお知りになりたい方はお問い合わせください(☞次頁)。

【監修者プロフィール】

小島 弘基（こじまひろもと）

医師、医学博士
【経歴】

1990年（平成2年）藤田保健衛生大学（現藤田医科大学）医学部卒業後、同大学病院医員。

1996年銀座医院副院長兼整形外科部長、1999年多摩整形外科内科院長を経て、現在は小島醫院院長（東京都青梅市）。

当初から総合診療医・かかりつけ医を志し、さまざまな学習と経験を積み現在に至る。

根本的な回復改善を重視し、東洋医学と西洋医学の融合を目指している。

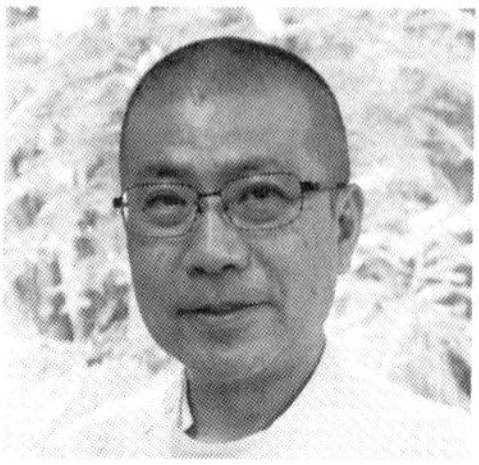

【著者プロフィール】

松井 和義（まついかずよし）

昭和26年愛知県生まれ。高知大学在学中より能力開発の研究を始める。昭和62年より経営者協会後援のもとトップマネージメントセミナーを主宰。平成9年11月より本格的な脳科学の研究と「ミミテックメソッド」をスタート。その後、実践脳科学提唱者として脳と身体の潜在能力開発法の指導を行なう。

さらに、長寿食・予防医学指導家として健康指導にも注力している。現在、㈱ミミテック代表取締役。

主な著者として『常識が変わる200歳長寿!　若返り食生活法』『樹齢千年の生命力「森の香り精油」の奇跡』『改訂版 誰でもできる感染症対策! 樹齢千年「桧・ひば精油」で免疫力アップ」『52歳で折返し120歳で現役 丹田発声・呼吸法で医者要らず』（以上コスモ21刊）等多数。

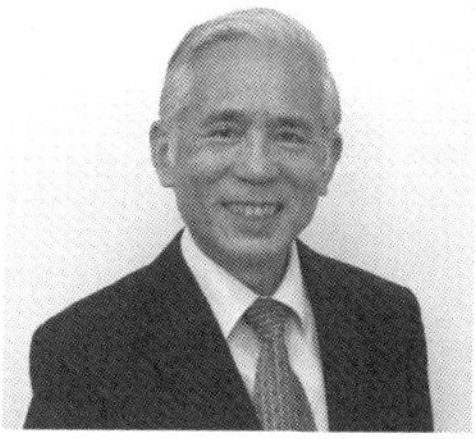

【協力者プロフィール】

Satomi 本名・北川 都巳（きたがわさとみ）

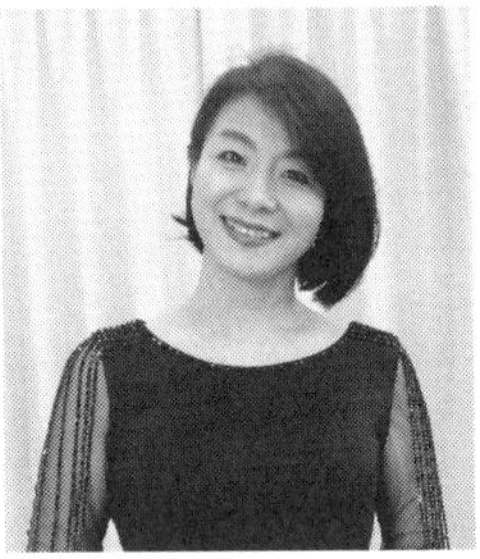

岐阜県出身。

元教員（岐阜県公立小学校・中学校勤務）。

名古屋市在住のボーカリスト（主にポピュラーミュージック）。プロの歌手として活動するとともに、Satomi式丹田ボイストレーニング教室を主宰（名古屋、東京、大阪）。

自身の作詞作曲『瞬く季節』『祈り』をCDリリース（クラウン徳間）。現在、全国カラオケ配信中。

HP　http://lovleasure.com（「ラブレジャー」で検索）

LINE　@satomi555

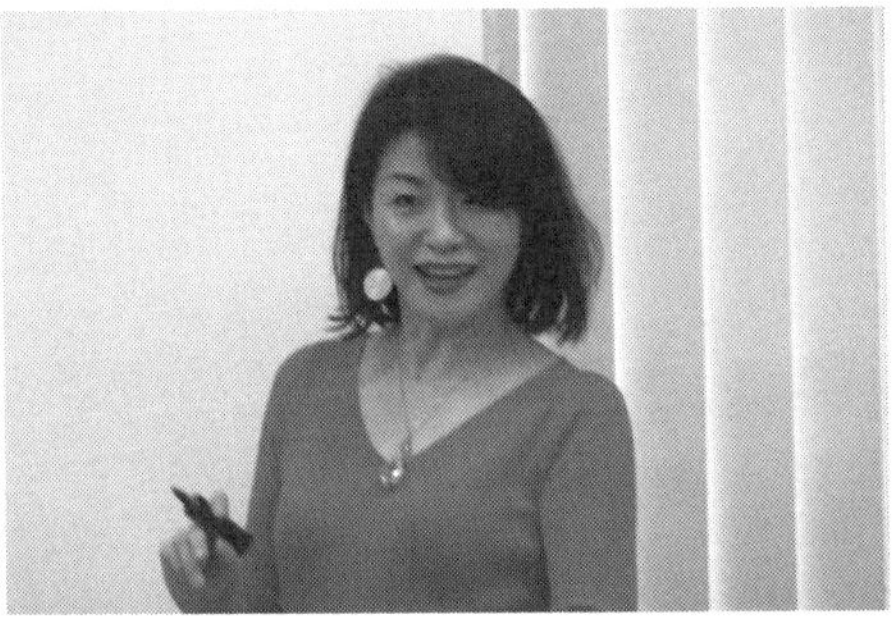

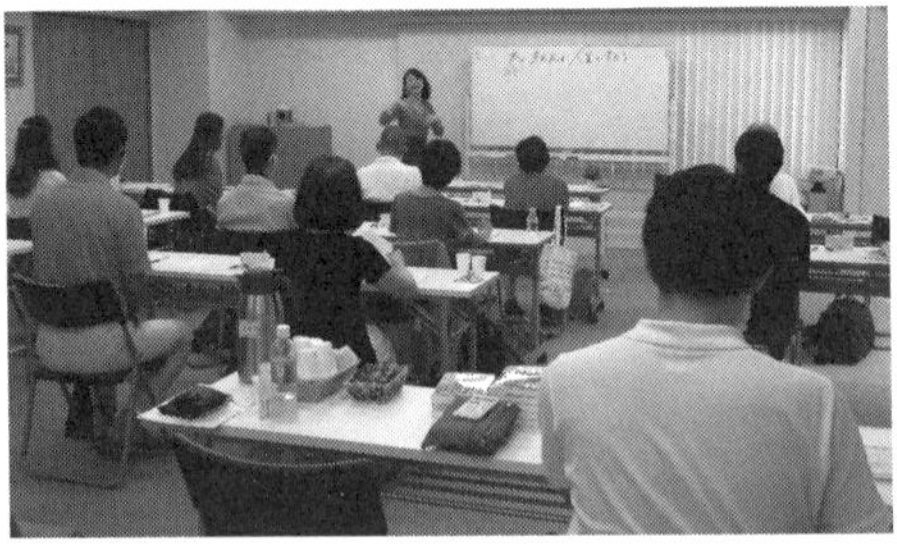

丹田を使ったSatomi式ボイストレーニングの様子

若返りと長寿の根本
光・丹田呼吸で超免疫体質

2021年7月30日　第1刷発行
2021年10月7日　第2刷発行

監　修――小島弘基

著　者――松井和義

協力者――Satomi

発行人――山崎　優

発行所――コスモ21
〒171-0021　東京都豊島区西池袋2-39-6-8F
☎03（3988）3911
FAX03（3988）7062
URL https://www.cos21.com/

印刷・製本――中央精版印刷株式会社

定価はカバーに表示してあります。

ISBN978-4-87795-404-8 C0077

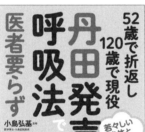

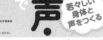